RETINOPATÍA DIABÉTICA

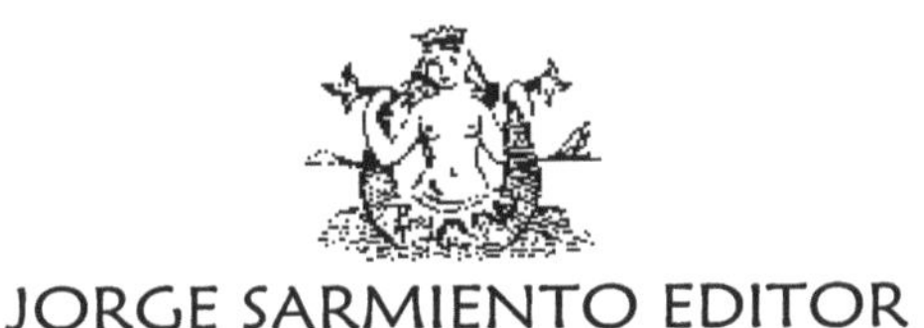

JORGE SARMIENTO EDITOR

Prof. Dr. FERNANDO JORGE SCATTINI
Profesor Titular Cátedra de Oftalmología
y Colaboradores Dr. Matías Pierotti y Bioq. Luis Simes

RETINOPATÍA DIABÉTICA

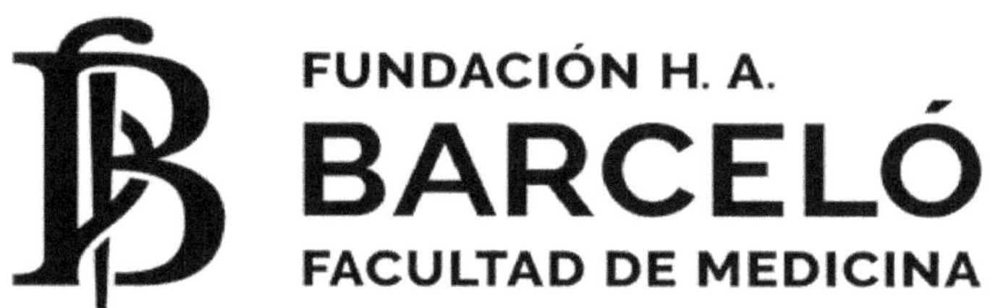

Instituto Universitario de Ciencias de la Salud
Fundación H. A. Barceló
FACULTAD DE MEDICINA

REPUBLICA ARGENTINA

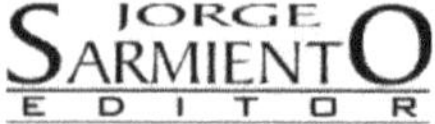

Obispo Trejo 1404. 2° B. B° Nueva Córdoba. (5000) Córdoba. Argentina.
Email: universitaslibros@yahoo.com.ar

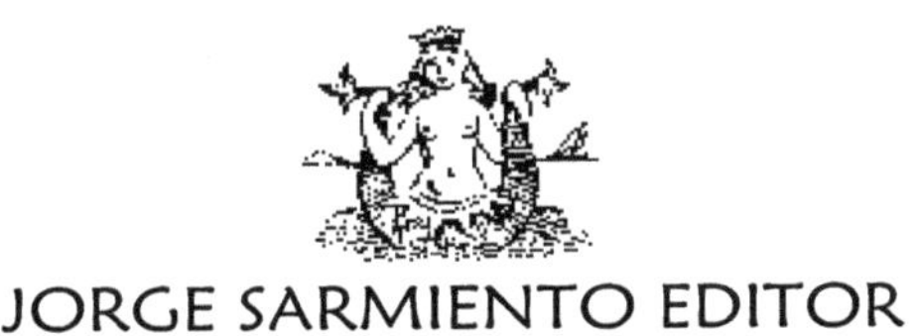

JORGE SARMIENTO EDITOR

ISBN: 978-987-46175-7-6

Hecho el depósito que marca la ley 11.723.

Prólogo

La diabetes constituye para la población mundial un problema de graves consecuencias, ya que impacta tanto en la salud comunitaria, como en el bienestar, en las expectativas familiares, laborales y sanitarias de los pacientes.

El alarmante crecimiento de su prevalencia, queda expuesto en los índices ya el mundo está asistiendo a su duplicación en el término de aproximadamente 40 años.

Una de entre las principales consecuencias que sufren los pacientes se encuentran las afecciones oculares: La Retinopatía Diabética, se constituye actualmente en la principal causa de ceguera en la población adulta.

En vitud de su significancia y ante la necesidad dc atender a sus causas, curar y recuperar a la persona de su patología, la mejor respuesta la constituyen la educación médica y la capacitación profesional continua de los actores responsables.

En mi carácter de Rector del Instituto Universitario de Ciencias de la Salud, me siento complacido de promover la obra científica *Retinopatía Diabética*, del Prof. Dr. Fernando Scattini, Titular de Oftalmología de nuestra carrera de Medicina, fiel soporte de los principios de nuestro claustro.

Estoy convencido que con esta obra, habremos dado un paso mas en el camino que hemos emprendido hace mas de 50 años con el alto y demandante objetivo de formar a futuros profesionales de la salud, estimulando la capacitación profesional continua, el humanismo y la ética inmanente al profesional.

Prof. Dr. Hector Alejandro Barceló
Rector

Buenos Aires, Noviembre de 2020

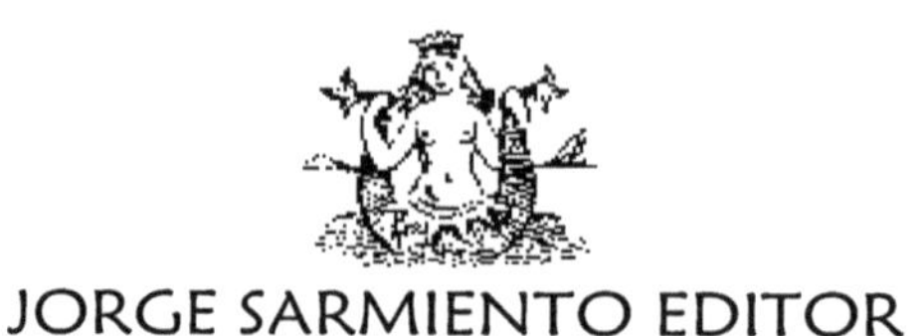

JORGE SARMIENTO EDITOR

Retinopatía Diabética

Prof. Dr. Fernando J. Scattini

INTRODUCCIÓN

La diabetes (DBT) es una enfermedad que puede tener efectos devastadores en todos los órganos, por lo cual, entre otras manifestaciones aparecen las complicaciones oculares, las que suelen ser angustiantes para los pacientes. La DBT es la primera causa de ceguera en adultos en edad laboral (20- 65 años), como así también la causa más común de pérdida de la visión en los países desarrollados. La triada clásica a nivel clínico está conformada por retinopatía, nefropatía y neuropatía, entre las cuales, la retinopatía constituye la causa más frecuente de morbilidad. La incidencia de diabetes mellitus muestra una prevalencia inquietante y no deja de aumentar en países desarrollados y subdesarrollados.

Se ha demostrado que todos los pacientes con diabetes tipo I y tipo II, después de 20 años, desarrollarán alguna forma de retinopatía. Se estima que el 10-20% de los enfermos tienen alguna forma de retinopatía que amenaza la visión.

MANIFESTACIONES GENERALES DE LA DIABETES

La hiperglucemia tiene un efecto deletéreo crónico sobre la microvasculatura y macrovasculatura de todo el organismo.

Esto convierte a esta enfermedad en la primera patología en causar insuficiencia renal, amputación de miembros y ceguera.

EVOLUCIÓN NATURAL DE LA DIABETES TIPO I

El *Winsconsin Epidemiologic Study of Diabetic Retinopathy (WESDR)*[1], evalúa un área geográfica concreta desde 1979 a través de un seguimiento de 25 años. La prevalencia y la gravedad se correlacionan claramente con la duración de la diabetes en diferentes grupos de edades. Resulta observable en el 17 a 29% en pacientes de DBT tipo I de menos de 5 años de evolución y en el 78 al 97,5% en aquellos con diabetes durante 15 años[2]. Se encontró *RDP* (retinopatía diabética proliferativa) en el 1 al 2% de los casos con duración de patología diabética inferior a 10 años y en el 67% en aquellos con diabetes tipo I durante más de 35 años. Los datos a 25 años del comienzo *WESDR* mostraron progresión a Retinopatía Diabética No Proliferativa (*RDNP*) en un 83% de los pacientes y progresión a *RDP* en un 42%[3] *de las* personas incluidas en el ensayo. Los factores asociados con progresión de la retinopatía fueron: retinopatía diabética menos grave, sexo masculino, porcentaje alto y creciente de la Hemoglobina glicosilada (*HbA1c*) y una mayor Presión Arterial (*PA*) sistólica desde el momento inicial hasta los 4 años de seguimiento[3]. El riesgo de progresión a *RDP* se asoció con un control general deficiente de la *DBT* con un porcentaje *HbA1c* elevado o creciente, mayor *PA* sistólica y un Índice de Masa Corporal (*IMC*) más alto que en el momento inicial. De ello se comprobó que la retinopatía mejoraba cuando se realizaban controles más eficientes de los factores de riesgo generales[3].

En síntesis, se puede colegir que el riesgo de adquirir una retinopatía es mayor, cuanto mayor es la duración de la diabetes implicando un mayor riesgo para la visión.

EVOLUCIÓN NATURAL DE LA DIABETES TIPO II

La diabetes de tipo 2 constituye un factor de riesgo para el desarrollo de la retinopatía igual que aquellos generados por la diabetes de tipo I.

PREVALENCIA DEL EDEMA MACULAR DIABÉTICO (*EMD*)

El EMD alcanza una prevalencia del 20,1% después de un período de 10 años y un impacto mayor en pacientes con diabetes tipo I, mostrando un pico máximo a los 14 años de desarrollo y un incremento mínimo desde ese momento hasta los 25 años[4]. La incidencia del *EMD* oscila entre 2% y 17,9% para la DBT I, y entre el 1,4% y el 12,8% para la DBT II.

Se estima que actualmente existen 750.000 diabéticos que sufren *EMD*[5]

TRATAMIENTO DE LA *RDNP* Y *RDP*

El tratamiento incluye la prevención y el control de la glucemia y de la *HTA* en cualquier fase de la enfermedad.

El tratamiento pretende inducir una regresión de la neovascularización retiniana y del engrosamiento macular, inhibiendo las recurrencias y evitando complicaciones capaces de producir una pérdida de la visión. La metodología láser es el tratamiento de elección para el *EMD*, conjuntamente con las inyecciones intravítreas de antiangiogénicos, y corticoides.

TRATAMIENTO DEL *EMD*

El tratamiento principal del *EMD* lo constituye los antiangiogénicos, quedando los corticoides y la fotocoagulación en un segundo plano de importancia terapéutica.

DIAGNÓSTICO CLÍNICO DE LA *RD*

La Retinopatía Diabética, es la primera causa de morbilidad y pérdida de visión en la edad laboral[6].

La prevalencia entre las personas con *RD* en la diabetes de tipo II es del 40,3%[7]. La diabetes con riesgo es de 8,2% siendo el *EMD* la causa más frecuente de pérdida de la visión[7,8].

El momento en los que se recomienda realizar los controles del enfermo se basa en la edad de comienzo de la enfermedad, debiéndose asimismo tener en cuenta los factores de riesgo principales como *HTA*, índice glucémico e insuficiencia renal.

A los pacientes pediátricos con *DBT* tipo I se les debe realizar exámenes oculares con midriasis a partir de los 10 años de edad, mientras que los de tipo II deben someterse al diagnóstico al momento en que se detecta la enfermedad.

El 30% de los enfermos diabéticos tienen un perfil prepatogénico, aunque si no se detectan signos, deben ser controlados anualmente. [9, 10].

Las mujeres con diabetes previas de tipo I y de tipo II que quedan embarazadas, deben someterse precozmente a la evaluación ocular. Si no hay signos, el control deberá realizarse con una periodicidad trimestral, pero aquellas pacientes que presenten signos previos de retinopatía diiabética, deben examinarse mensualmente. [11, 12].

Por otra parte, las mujeres con diabetes gestacional no requieren exploraciones oculares durante el período gestacional, dado que se ha comprobado que no tienen mayor riesgo de hacer lesiones en corto período de tiempo.

ANAMNESIS Y EXPLORACIÓN

La anamnesis deberá realizarse de manera detallada en relación con la diabetes. Se deberán considerar, tanto el período de evolución de la enfermedad y su tipo, como así también, los factores de riego sobreagregados, tales como *HTA*, dislipemias, nefropatía y neuropatía, principalmente. Otro elemento diagnóstico de consideración es la existencia de tratamientos previos y en caso afirmativo, indagar cuáles fueron los mismos.

La exploración constará de la agudeza visual (*AV*) corregida de cada ojo, la medición de la presión intraocular y los estudios pupilares, y de cámara anterior. También se deberá examinar el iris antes de dilatar, a los efectos de constatar la de neovascularización (Rubeosis *iridis)*. En caso de detectarse signos de rubeosis, la indicación es realizar gonioscopía.

Además de lo señalado, resulta necesario observar si existen evidencias de catarata, hipoestesia corneal y evaluar el estado de la papila óptica.

También se debe hacer una minuciosa oftalmoscopía binocular indirecta (***OBI***) - lente de contacto de Goldman.

De acuerdo con los hallazgos clínicos puede ser conveniente realizar una tomografía de coherencia óptica, (*OCT*) y angiografía fluoresceínica.

IMÁGENES

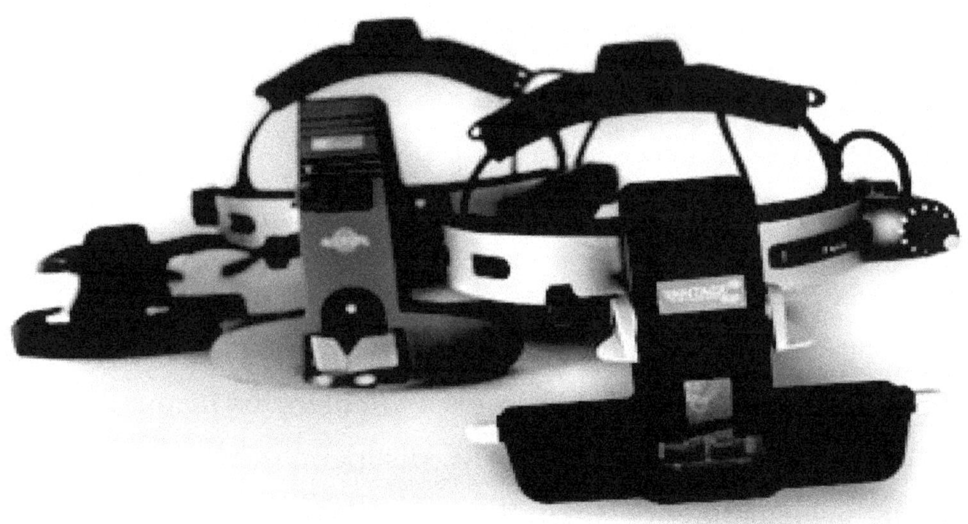

Fig. 1. Diferentes modelos de Oftalmoscopio Binocular Indirecto (OBI).

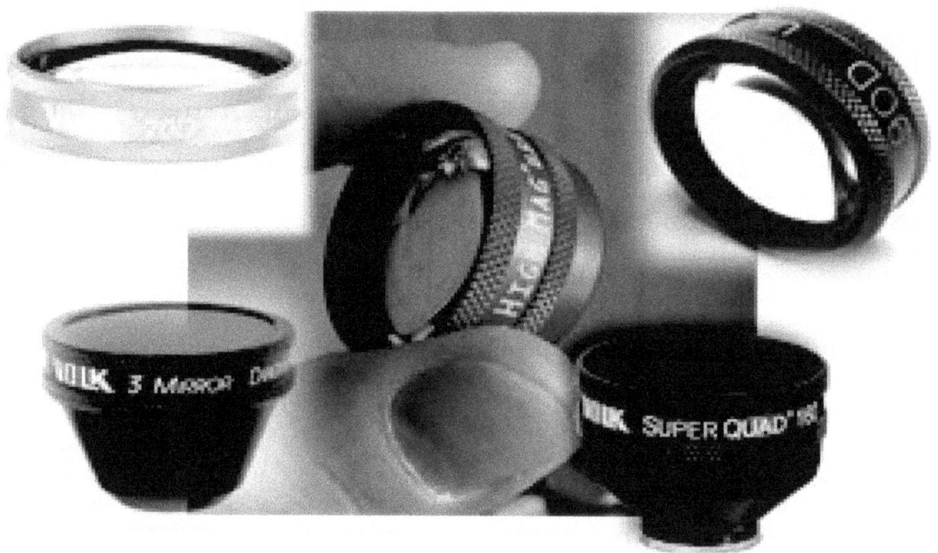

Fig. 2. Diferentes modelos de Lentes de examen fundoscópico Aéreas (20Dp para OBI, 90Dp y High Mag Digital para Lámpara de Hendidura) y de Contacto (Goldman 3 Mirror y Super Quad)

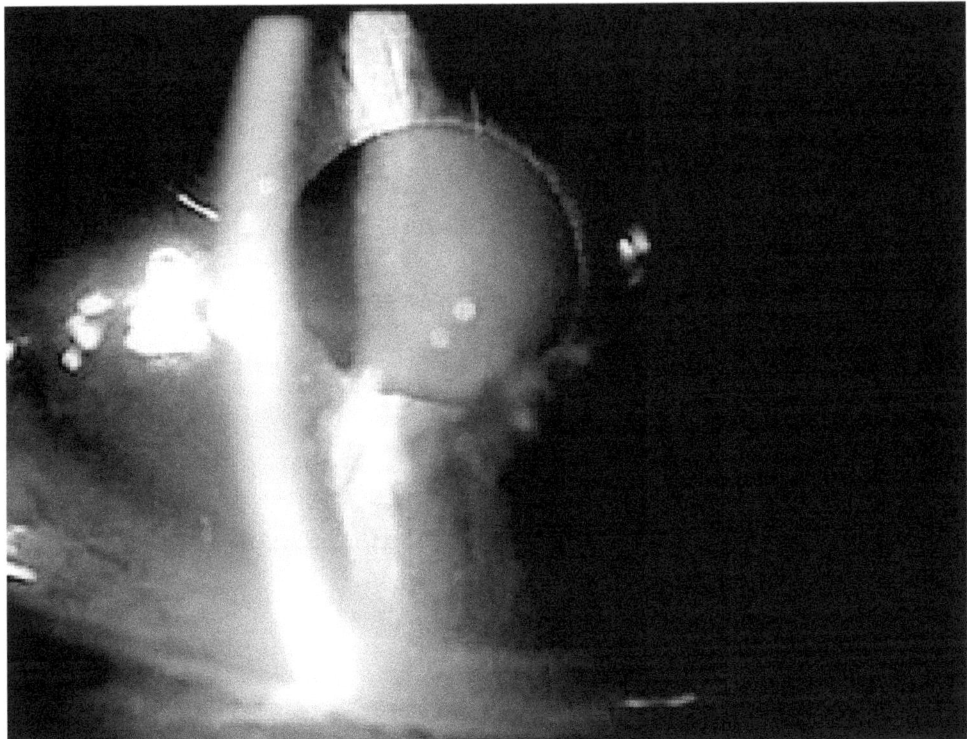

Fig. 3. Imagen de Segmento anterior. Paciente Diabético con Catarata Rubra. Se puede apreciar despigmentación del borde pupilar por Sind. de Pseudoexfoliación.

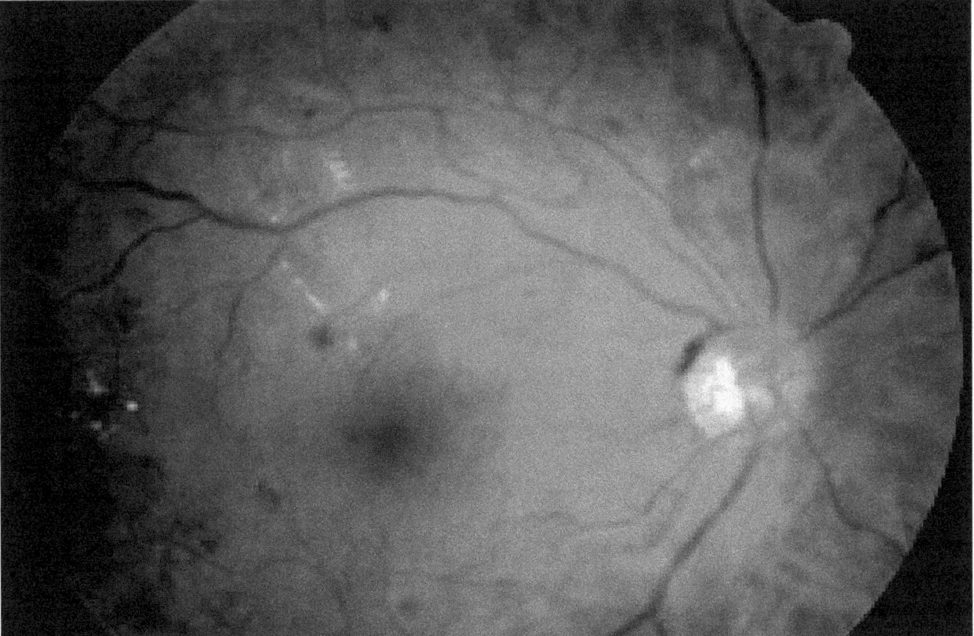

Fig. 4. Imagen de Segmento Posterior (Retinografía color). Paciente con Retinopatía no proliferativa grave. Se observan numerosas hemorragias intrarretinianas en 4 cuadrantes, exudados duros, microaneurismas e IRMA's.

CLASIFICACIÓN DE LA *RD*

PATOGENIA

La patogenia de la ***RD*** es multifactorial ya que se observan alteraciones bioquímicas, procesos inflamatorios y factores genéticos.

A los individuos con diabetes, que no presentan manifestaciones se los cataloga según el ***ETDRS*** y la Escala Internacional de Gravedad Clínica de la Retinopatía Diabética como sin retinopatía aparente.

Estos pacientes deberán tener un grado sutil de lesión vascular. Las ANGIO - OCT demostraron cambios en la perfusión vascular en fases en los casos que no se ha detectado clínicamente ***RD***.

RETINOPATÍA DIABÉTICA NO PROLIFERATIVA (*RDNP*)

Se caracteriza por un engrosamiento de la membrana basal, pérdida de pericitos, microaneurismas, hemorragias intraretinianas, focos blancos algodonosos, exudados duros, arrosariamiento venoso, dilatación venosa, acelularidad capilar y anomalías microvasculares intrarretinianos (*IRMA*).

En fases precoces se observa engrosamiento de la membrana basal capilar con aumento de colágeno y laminina[13]. Este engrosamiento de la membrana basal afecta la autorregulación de los capilares y las interacciones entre proteínas y pericitos[14]. La pérdida de pericitos es una de las alteraciones iniciales de la RD y que lleva al deterioro de la barrera hematorretiniana y proliferación de las células endoteliales[15].

Los microaneurismas forman el primer signo clínico de la *RDNP*. Se forman por la combinación de diversos factores: muerte de pericitos, reducción del contacto intercelular de los vasos, engrosamiento de la membrana basal y formación de trombos[14]. Representan una distensión de la pared capilar cuya luz puede seguir siendo permeable o colapsarse. En la angiografía fluoresceínica aparecen como puntos hiperfluorescentes, con extravasación en fases tardías[16].

Las hemorragias intrarretinianas pueden ser puntiformes, en borrón, o en llama, a diferencia de los microaneurismas son hipofluoresecentes[16].

Los exudados duros, son depósitos blanquecinos amarillentos bien definidos a diferencia de los *drussens* de la maculopatía relacionada con la edad,. Son depósitos subrretinianos en la *OCT*, mientras que los exudados duros suelen ser intrarretinianos[16].

El acelularidad capilar está presente en la *RD* más avanzada y hay ausencia de perfusión de los capilares retinianos y los vasos se ubican en la superficie de la retina.

Tabla 1. Clasificación del ETDRS de la Retinopatía Diabética

Gravedad del ETDRS	Nivel del ETDRS	Definición del ETDRS
Ausencia de retinopatía diabética	10	• Sin signos de retinopatía diabética
RDNP Leve	20,35	• Al menos un microaneurisma
RDNP Moderada	43, 47	• Microaneurismas y/o hemorragias ≥ fotografía estándar 2A, Y/O • Presencia de FBA, arrosariamiento venoso o AMR.
RDNP Grave	53A - E	• FBA, arrosariamiento venoso o AMR en al menos dos de los campos fotográficos de 30º 4 -7, O • Dos de las características mencionadas (FBA, arrosariamiento venoso o IRMA) en al menos dos de los campos fotográficos 4 -7 más microaneurismas y hemorragias ≥ fotografía estándar 2A en al menos de un campo fotográfico 4 – 7, O • IRMA en todos los campos fotográficos 4 – 7 con IRMA ≥ fotografía estándar 8A en al menos dos de los campos fotográficos 4 – 7.
RDP Incipiente	61, 65	• Neovasos
RDP de Alto Riesgo	71, 75,	• NVP ≥ fotografía estándar 10A (que

	81, 85	muestra NVP en un cuarto a un tercio del área papilar) o a menos de un diámetro papilar de la papila óptica, con o sin hemorragia vítrea o hemorragia prerretiniana, O • Hemorragia vítrea o prerretiniana, más NVP < fotografía estándar 10A o neovascularización extrapapilar ≥ ¼ del área papilar.
EMD aparente		• Engrosamiento retiniano a un diámetro papilar o menos de la fóvea, Y/O • Exudados duros ≥ fotografía estándar 3 en el campo fotográfico de 30º número 2 (centrado en la mácula) con algunos exudados a un diámetro papilar o menos de la fóvea.
EMCS		• Engrosamiento retiniano a 500 μm o menos de la fóvea, O • Exudados duros a 500 μm o menos de la fóvea que se asocian a engrosamiento retiniano adyacente, O • Engrosamiento retiniano mayor o igual a un diámetro papilar situado a un diámetro papilar o menos de la fóvea.

IRMA: Anomalía microvascular intrarretiniana;
EMCS: Edema macular clínicamente significativo; EMD: Edema macular diabético; *ETDRS:* Early Treatment of Diabetic Retinopathy Study;
FBA: Focos blancos algodonosos;
NVP: Neovascularización de la papila óptica;
RDNP: Retinopatía diabética no proliferativa;
RDP: Retinopatía diabética proliferativa.

Tabla 2. Escala Internacional de Gravedad Clínica de la Retinopatía Diabética

• RNDP Leve	• Solo microaneurismas.
• RNDP Moderada	• Hay otras lesiones además de microaneurismas, pero menos que en la RDNP grave.
• RNDP Grave	• 20 hemorragias intrarretinianas en cada uno de los cuatro cuadrantes, O • Arrosariamiento venoso en dos o más cuadrantes, O • IRMA avanzadas en uno o más cuadrantes.
• RDP	• Neovascularización, hemorragia vítrea o hemorragia prerretiniana.
• EMD Leve	• Engrosamiento retiniano o exudados duros lejos de la fóvea.
• EMD Moderado	• Engrosamiento retiniano o exudados duros próximos a la fóvea.
• EMD Grave	• Engrosamiento retiniano o exudados duros que afectan a la fóvea

- IRMA: Anomalía microvascular intrarretiniana;
- EMD: Edema macular diabético;
- RDNP: Retinopatía diabética no proliferativa;
- RDP: Retinopatía Diabética Proliferativa.

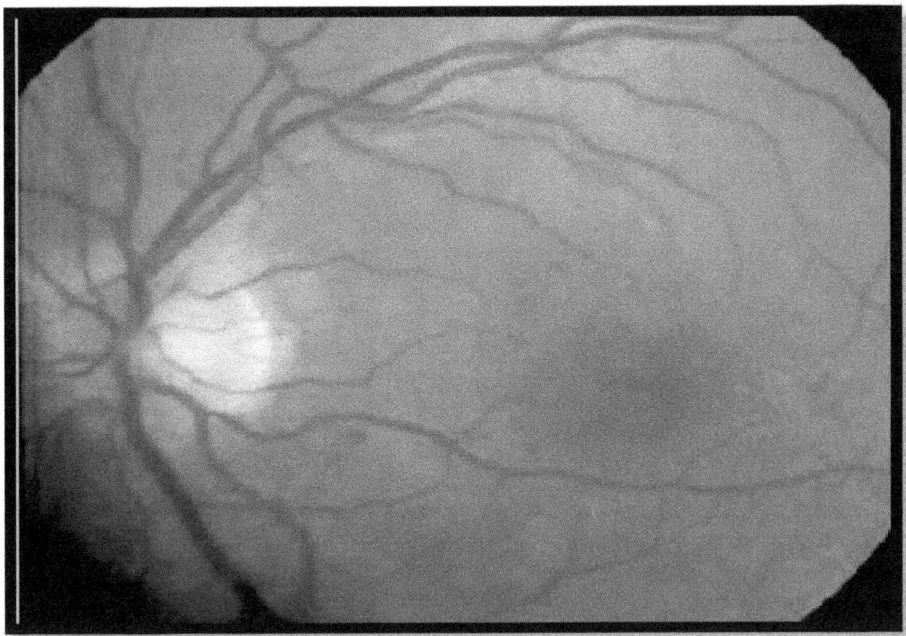

Fig. 5. Imagen del fondo de ojo de un paciente con RDNP leve. Se puede apreciar algunos microaneurismas aislados.

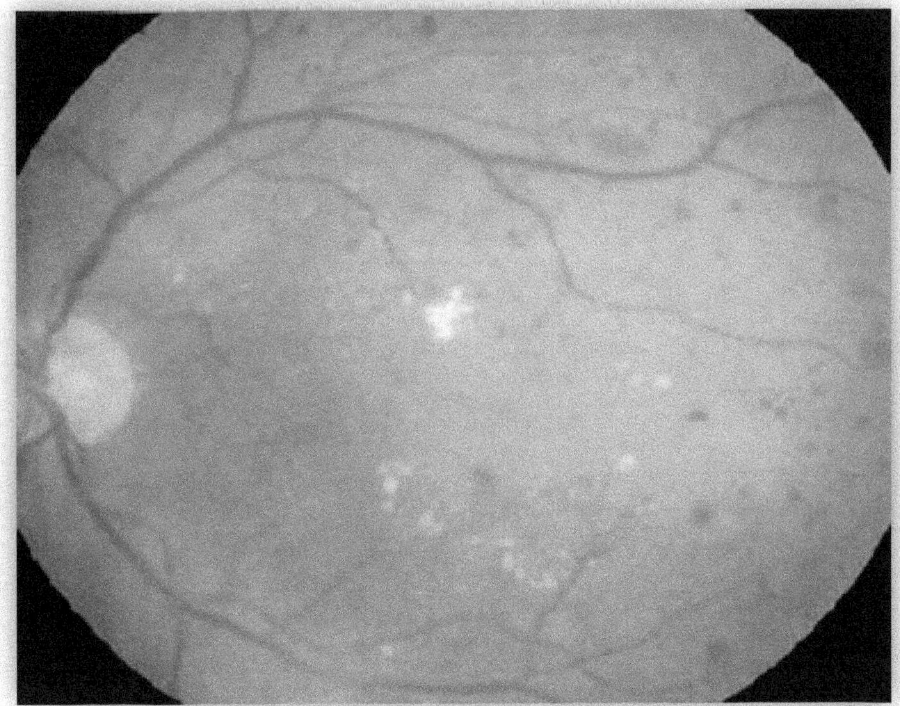

Fig. 6. Imagen de fondo de ojo correspondiente a RDNP Moderada, se puede apreciar la presencia de microaneurismas y hemorragias intrarretinianas. Asimismo, se pueden apreciar Exudados duros con aspecto blanco amarillento de bordes bien definidos.

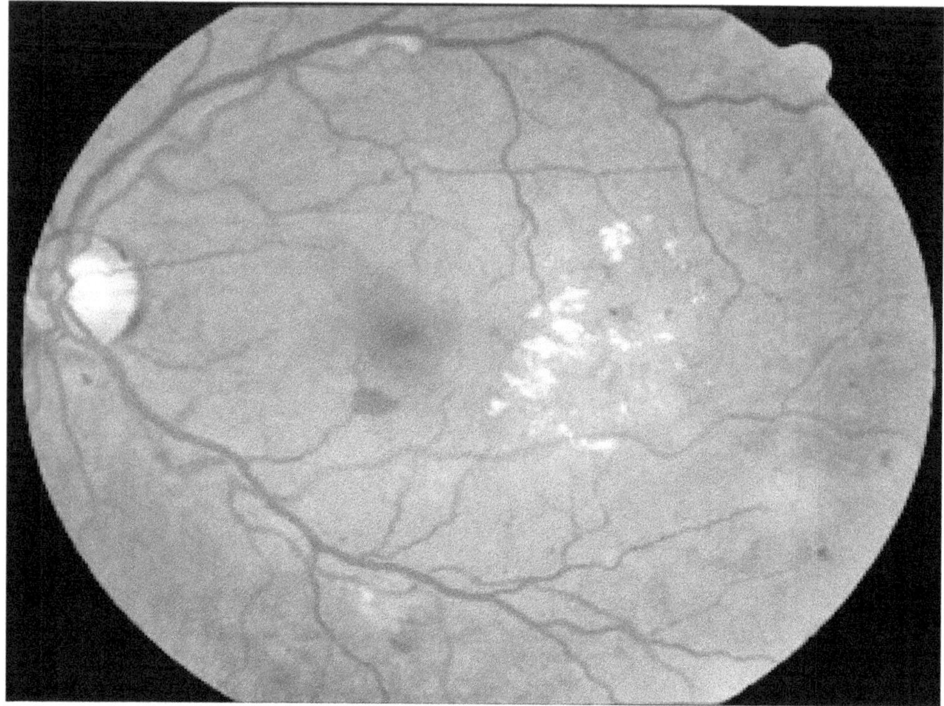

Fig. 7. Imagen de fondo de ojo correspondiente a RDNP Grave. Se puede apreciar la presencia de múltiples hemorragias intrarretinianas, exudados duros, microaneurismas, arrosariamiento venoso discreto.

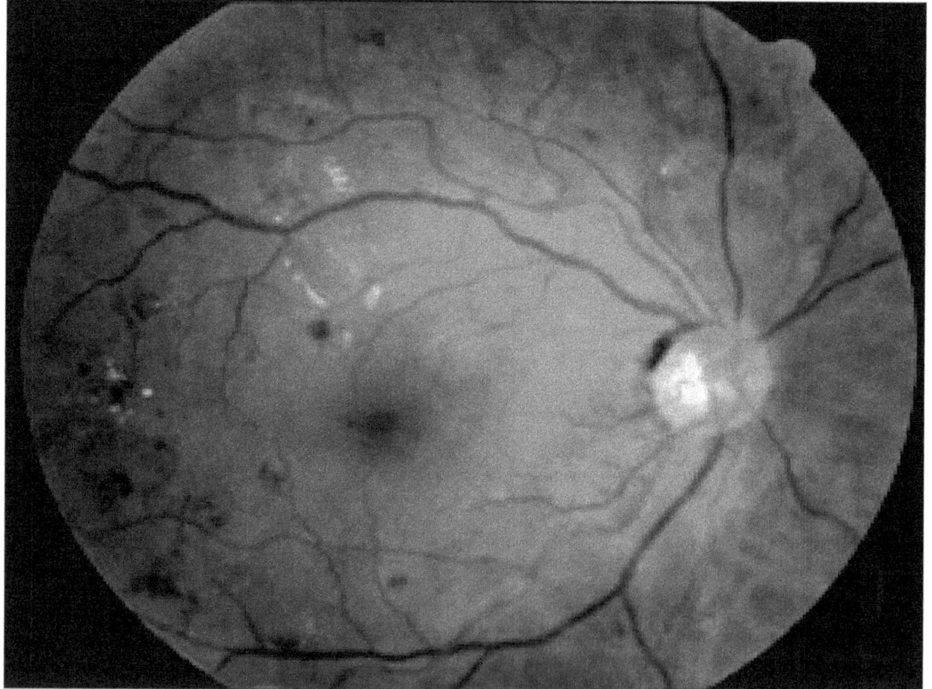

Fig. 8. Imagen de fondo de ojo correspondiente a RDNP Grave. Se puede apreciar la presencia de hemorragias, exudados duros, arrosariamiento venoso difuso. En el cuadrante inferior se ven algunas anomalías microvasculares intrarretinianas (IRMA), difíciles de visualizar en la retinografía color, pero evidentes en la RFG.

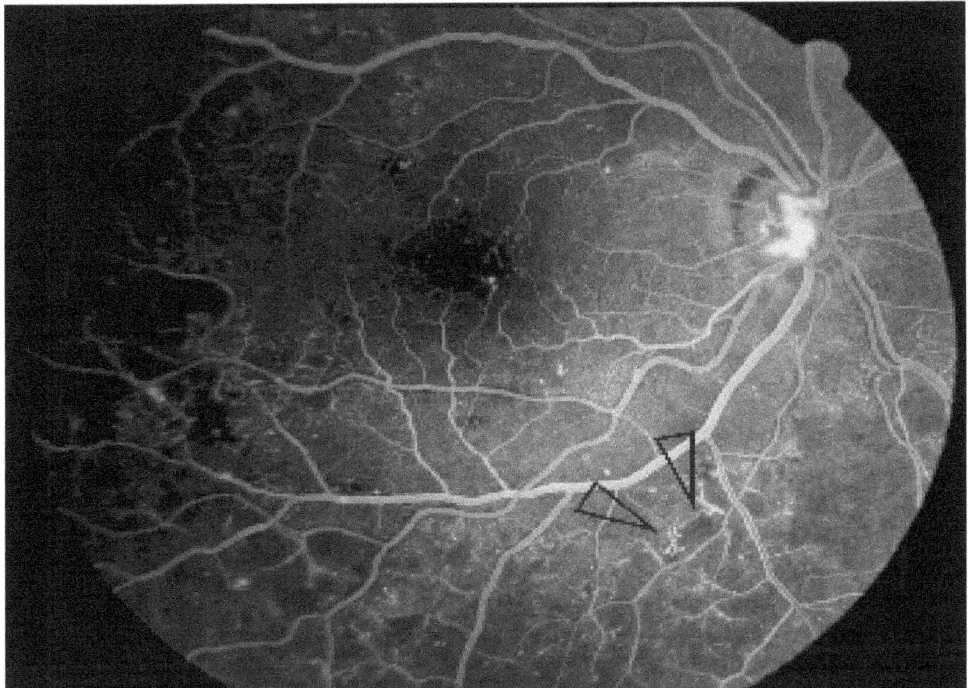

Fig. 9. Retinofluoresceinografía (RFG) de la imagen anterior. Podemos visualizar con mayor definición algunas lesiones que no son tan notorias o incluso invisibles en la fundoscopía. Dichas lesiones son los microaneurismas (imágenes puntiformes hiperfluorescentes) apreciables en los 4 cuadrantes, se observan algunas áreas de isquemia (áreas hipofluorecentes difusas), y IRMA (puntas de flecha) que se visualizan como vasos pequeños hiperfluorescentes anexos a la vasculatura normal.

EDEMA MACULAR DIABÉTICO

El Edema Macular Diabético se produce por la extravasación de fluidos con alteración de la barrera hematorretiniana. Otra causa también se puede producir por tracción vítrea o por membranas epirretinales. Ello supone un engrosamiento de la retina y se clasifica en subtipos focal y difuso[16].

El subtipo Focal se debe a una extravasación de los microaneurismas, a la exudación lipídica y se asocia generalmente con exudados duros[16].

El edema difuso demuestra que hay una alteración mayor de la barrera hematorretiniana dentro de un diámetro papilar de la fóvea[16].

RETINOPATÍA DIABÉTICA PROLIFERATIVA (*RDNP*)

La progresión de la *RD* y la falta de perfusión capital dan lugar a una isquemia que generalmente empieza en la periferia y se extiende hasta la mácula y el Nervio Óptico (*N.O*)[17]. Durante el proceso se liberan el factor de crecimiento endotelial vascular (*VEGF, por Vascular Endothelial Growth Factor*) y otros factores vasoproliferativos que promueven el desarrollo de neovasos y proliferación fibrovascular, pudiendo provocar hemorragia vítrea, retinosquisis, desgarros, y desprendimiento de retina (D.R.) regmatógeno[18].

La *RDP* de alto riesgo se define por:

1) Neovascularización de papila a menos de un diámetro papilar del *N.O*.

2) Hemorragia vítrea o prerretiniana extrapapilar de ¼ del área papilar o mayor.

ESTUDIOS COMPLEMENTARIOS

RETINOGRAFÍA

La retinografía es una técnica mediante la cual se obtiene información óptica de la retina. Produce imágenes en color libre de rojos o aneritra de la retina; es digital y proporciona una imagen de entre 30 a 50° que incluye la mácula y **al** ***N.O***.

La imagen de campo amplio o ultramplio muestra una apertura de la retina de 200º que se extiende desde la mácula hasta la retina periférica, con más de 80% de la superficie retiniana total. Pueden obtenerse imágenes de retinografías (a color), ***RFG***, Verde de Indocianina y de autofluorescencia del fondo de ojo.

TELEMEDICINA

La telemedicina consiste en obtener imágenes a distancia de la retina y realizar controles habituales para el cribado de la ***RD***.

También se pueden realizar controles a través de programas informáticos. NO obstante, en la actualidad no es capaz todavía de reemplazar un examen ocular completo[19].

ANGIOGRAFÍA CON COLORANTE (*AGF*)

La *AGF* con colorante es una técnica bidimensional con colorante de fluoresceína aplicada por vía intravenosa que posibilita captar imágenes de la retina utilizando filtros que transmiten longitudes de onda determinadas. Es un procedimiento de referencia muy importante, aunque cada vez se usa menos para explorar el *EMD* debido al uso cada vez más creciente de la *OCT* y su variante de *Angio OCT*. La *AGF* puede evaluar el daño vascular, aunque la *Angio OCT* es mucho más

sensible[20]. La *angiografía con verde de indocianina* permite evaluar mejor la circulación coroidea[21].

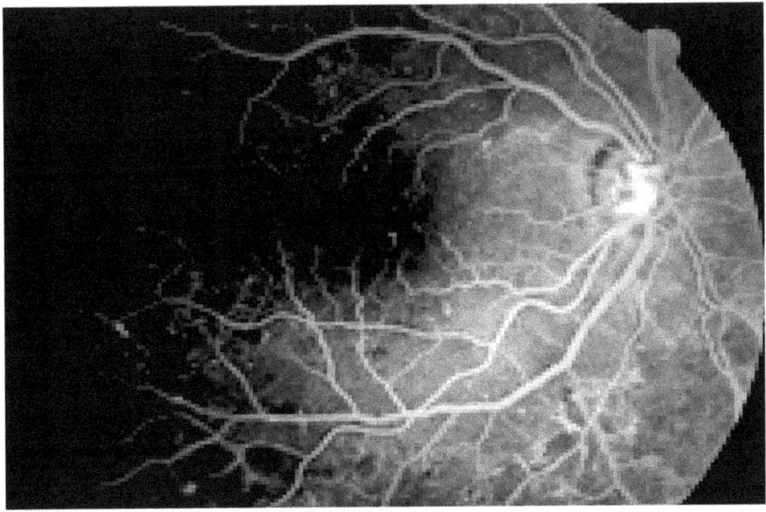

Fig. 10. RFG del paciente de la Fig.4 con RDNP Grave. Se pueden observar el realce de los numerosos microaneurismas (imágenes puntiformes) e IRMA's (ramificaciones patológicas que emergen de las arteriolas retinianas) ya observados en la retinografía color.

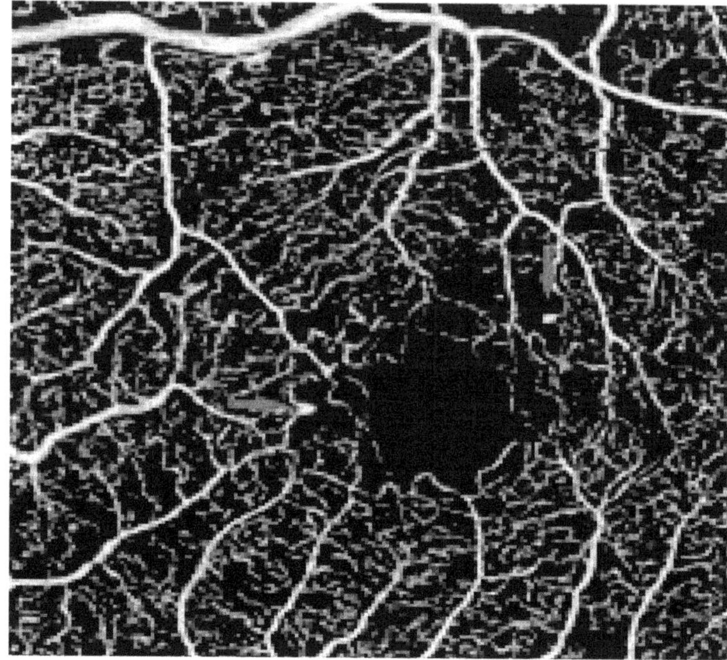

Fig. 11 Imagen de Angio – OCT de la fóvea de una paciente con RD. Se observan microaneurismas (flechas rojas). Imagen modificada de Sorour O, Arya M, Waheed N. New findings and challenges in OCT angiography for diabetic retinopathy. Ann Eye Sci 2018; 3:44.

OCT

Consiste en la adquisición rápida y no invasiva de imágenes en tiempo real de corte transversal, de frente con una resolución axial de 1 μm[22]. Los programas informáticos permiten medir, de modo reproducible, el espesor retiniano- Los hallazgos de *EMD* pueden incluir espacios quísticos intrarretinianos, engrosamiento retiniano difuso o pérdida de la depresión foveal.

El *EMD* grave puede asociarse con el líquido subrretiniano y el desprendimiento focal de la retina neurosensorial, que se ven como espacios oscuros y vacíos. Cuando hay exudados duros, se manifiestan como focos punteados de gran reflectividad en la capa plexiforme externa.

Se pueden registrar ojos con tracción hialoidea que no responden al tratamiento médico y requiere cirugía.

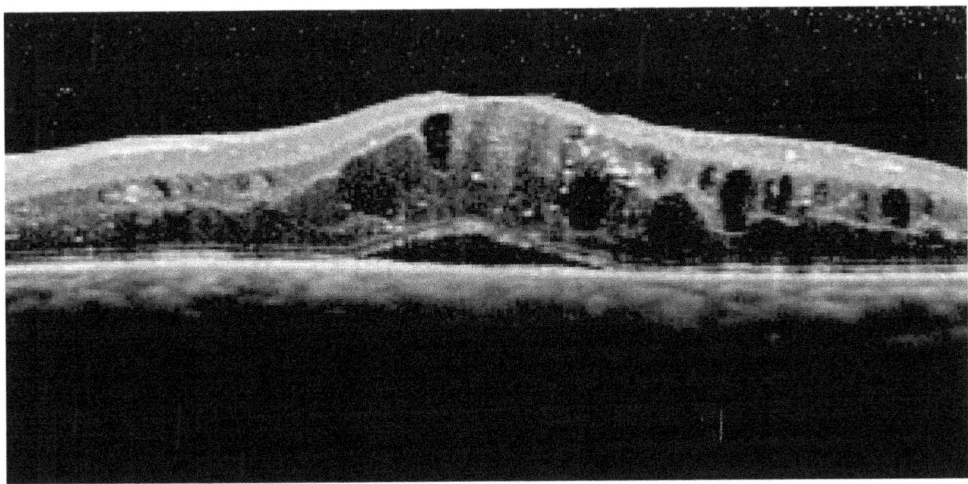

Fig. 12. Imagen de OCT de la fóvea de paciente con RD. Se observa un engrosamiento del espesor foveal por presencia de edema difuso y quístico (imágenes arreflectivas en espesor del neuroepitelio), edema subfoveal que coincide con zonas de alteración del EPR. Además, se aprecian múltiples exudados duros (imágenes hiperreflectivas puntiformes en neuroepitelio).

Un inconveniente que presenta la ***OCT*** es que no puede detectar la isquemia macular, la que, sí se puede diagnosticar con ***AGF***. Esto limita su capacidad para correlacionar la estructura con la función.

Con la ***OCT*** se pueden detectar el edema macular y ~~se puede~~ valorar el resultado del tratamiento farmacológico, como también el seguimiento de la evolución de esta lesión.

ANGIOGRAFIA DE COHERENCIA ÓPTICA (ANGIO OCT)

Es una técnica no invasiva que obtiene imágenes del flujo en los vasos retinianos y coroideos sin necesidad de colorante.

Utiliza el contraste de movimiento para crear en pocos minutos imágenes angiográficas de alta resolución. Se compara de modo digitalizado la diferencia de señal o la varianza de fase tomada en la misma localización en la retina para detectar dispersión o movimiento respecto al fondo estático.

La *Angio OCT* se puede realizar con un equipo de dominio espectral (Spectral *domain*) o uno de fuente móvil *(Swept source*). El aparato *AngioVue* muestra imágenes segmentadas en 4 capas: plexo capilar superficial, plexo capilar profundo, capa retiniana externa y circulación coroidea[23].

El estudio es muy rápido. Sólo en minutos obtiene imágenes de mayor resolución y detalle. Permite también demostrar la ausencia de perfusión capital y crear mapas de flujo.

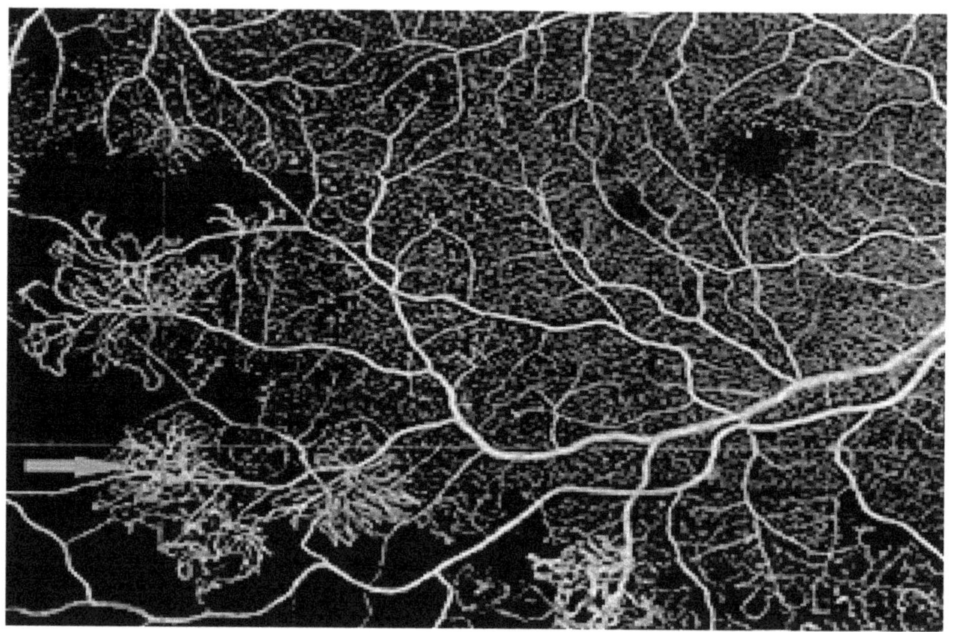

Fig. 13. Imagen de Angio – OCT de la fóvea de una paciente con RDP. Se observan ramilletes de neovasos en periféria (Flecha celeste). Imagen modificada de Sorour O, Arya M, Waheed N. New findings and challenges in OCT angiography for diabetic retinopathy. Ann Eye Sci 2018; 3:44.

ÓPTICA ADAPTATIVA

La óptica adaptativa es una técnica asociada **con** la oftalmoscopía que utiliza láser de barrido y la ***OCT*** para eliminar las aberraciones ópticas de las imágenes retinianas.

El campo de visión es muy pequeño. Se la puede comparar con la ***RFG***.

ECOGRAFÍA

Es una técnica de uso casi universal. Se basa en ondas sonoras que generan reflexiones o "ecos" en las interfaces tisulares. Se utiliza en la ***RD*** para estudiar el estado de la retina. Es útil cuando no hay transparencia de medios, como así también **para** ayudar a catalogar diferentes tipos de ***DR.***

GENÉTICA DE LA RETINOPATÍA DIABÉTICA

En Latinoamérica y en Asia hay más retinopatía diabética que en el resto del mundo. Este agrupamiento en diferentes grupos étnicos, así como grupos de familias, sugieren un probable componente genético en el fenotipo responsable de la ***RD***.

GENES PROBABLES

Son los que pueden desempeñar un papel fundamental en la patogenia bioquímica de la ***RD***. Los que más se destacan son los que codifican la aldosa reductasa (*ALR2*)[24], la enzima convertidora de angiotensina 1 (*ECA*)[25], la óxido nítrico sintasa endotelial (*eNOS)*[26], el receptor para los productos terminales avanzados de la glucación (*AGE, advanced glycation and product*)[27] y el factor de crecimiento del endotelio (*VEGF*)[28].

EPIGENÉTICA Y *RD*

La epigenética estudia los cambios heredables en la actividad y la expresión de los genes secundarios al ambiente, al estilo de vida, e incluso, estadios patológicos, que se producen sin que cambie la secuencia del *ADN*.

Los factores genéticos pueden desempeñar un papel en la aparición y en la progresión de la *RD*. Actualmente el panorama no es completo, ya que falta encontrar otras correlaciones para comprender el fenotipo a partir del genotipo, como así también el papel de las modificaciones epigenéticas en la *RD*.

EFECTO DE LOS FACTORES DE RIESGO MODIFICABLES EN LA INCIDENCIA Y PROGRESIÓN DE LA RETINOPATÍA DIABÉTICA

La duración de la diabetes es un factor de riesgo muy importante. Actualmente se tiende a prestar mucha atención a los factores de riesgo modificables que podrían provocar la aparición de la ***RD*** con el fin de atenuar su gravedad.

El oftalmólogo debe estar conectado con el equipo de salud como un integrante activo del mismo, encargado de la atención del paciente diabético.

El oftalmólogo observa e interviene en la evaluación, diagnóstico y tratamiento médico-quirúrgico del edema macular pero nunca dejar de tener en cuenta al paciente como un todo.

Los factores de riesgo modificables son:

1. Control glucémico.
2. Hipertensión arterial.
3. Inhibición del Sistema Renina – Angiotensina – Aldosterona.
4. Niveles de lípidos.
5. Consumo de ácidos grasos $\omega - 3$ en la dieta.
6. Ejercicio físico y sedentarismo.
7. Obesidad.
8. Tratamiento con ácido acetilsalicílico (***AAS***).
9. Tabaquismo.

Factores de riesgo **intrínsecos:**

1. Duración de la Diabetes.
2. Edad.
3. Predisposición genética.
4. Etnia.
5. Sexo.
6. Embarazo.
7. Enfermedad diabética de algún órgano (*Daño de órgano blanco*).
8. Microalbuminuria.

Tratamiento de la Retinopatía:

ANTIANGIOGÉNICOS (ANTI – *VEGF*) Diabética

ANTIANGIOGÉNICOS EN EL EDEMA MACULAR DIABÉTICO

El ***EMD*** representa la causa principal de pérdida de visión en pacientes diabéticos[29].

Se cree que la elevación crónica de la glucemia, junto con la acumulación de productos glucosados y radicales libres de **ox**ígeno da lugar a niveles aumentados de ***VEGF***[30], lo que modifica la función de la barrera hematorretiniana.

Desde los años 80 hasta hace pocos años, se usó la fotocoagulación macular con láser. Éste estabilizaba la visión y disminuye el grado de pérdida de visión pero no mejora la ***AV***[30].

Los fármacos antiangiogénicos, por el contrario, tienen la capacidad de mejorar la ***AV***[31].

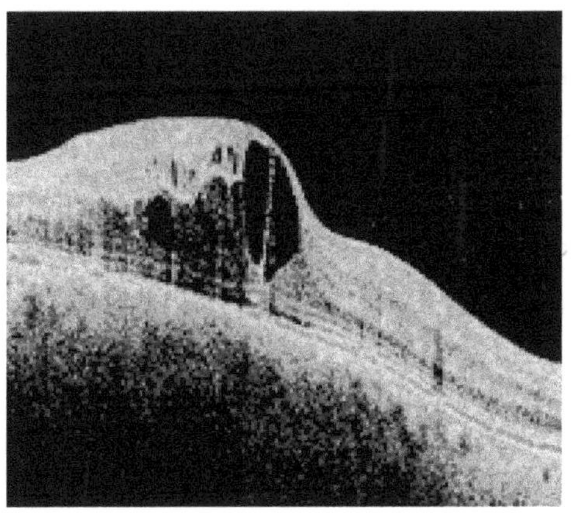

A

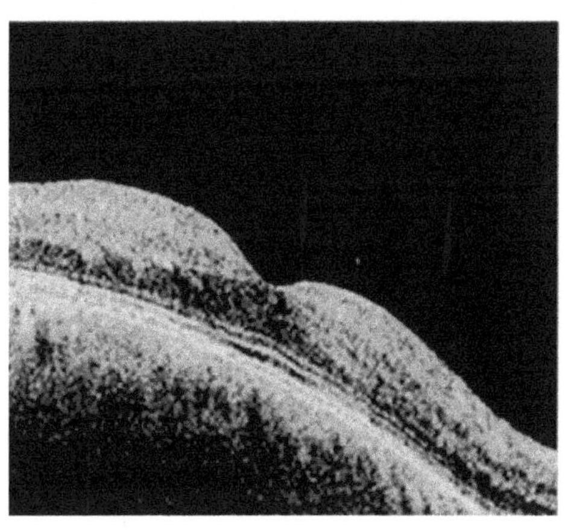

B

Fig. 14. Imagen de OCT de la fóvea de una paciente con EMD. Imagen A: Abundante edema intrarretiniano difuso y quístico con engrosamiento y deformación de la fóvea. Imagen B: Imagen post tratamiento de inyección intravítrea de Triamcinolona. Modificado de Giuliari GP. Intravitreal Triamcinolone for Diabetic Macular Edema, N Engl J Med 2010; 363:2351.
DOI: 10.1056/NEJMicm1003140

Los fármacos usados/**utilizados** son *Bevacizumab, Ranibizumab, Pegaptanib y Aflibercept.*

Al menos 56 ensayos clínicos demostraron las eficacia de estos fármacos. Ciertos estudios sugieren que las inyecciones mensuales consiguen la máxima ganancia visual[32].

Todos estos fármacos han demostrado ser eficaces en el tratamiento del ***EMD***.

FÁRMACOS ANTI – *VEGF* EN LA *RDP*

Este grupo de principios farmacológicos puede ser utilizados con éxito en algunas hemorragias vítreas y de manera previa a la cirugía de vítreo para disminuir la posibilidad del sangrado intraoperatorio. NO se deberá administrar por más de 7 días antes de la cirugía, debido que puede promover el desarrollo de procesos de proliferación.

Actualmente, es beneficioso asociar la panfotocoagulación (***PFC***) con el uso de anti – ***VEGF***, haciendo primero la inyección intravítrea de anti – ***VEGF*** y luego la ***PFC***[33].

FÁRMACOS ANTI – *VEGF* EN EL TRATAMIENTO DE LA NEOVASCULARIZACIÓN DEL IRIS Y EL GLAUCOMA NEOVASCULAR

La utilización de estos fármacos en los procesos vasculares demostraron efectos de regresión del edema corneal y disminución del dolor, sin mejoría de la ***AV***.

El tratamiento se inicia con 3 inye**cciones** con espacio de 4 semanas entre sí. Se observó que al cabo del tratamiento se consiguió la regresión de la neovascularización.

Es también utilizado como tratamiento coadyuvante de la cirugía de glaucoma con colocación de válvulas[34].

COMPLICACIONES DEL USO ANTI – *VEGF*[35]

La utilización de los principios Anti-*VEGF* pueden originar efectos secundarios, como:

a. Efectos locales:
   - Desprendimiento de Retina.
   - Infecciones (endoftalmitis).
   - Hemorragias.

b. Efectos sistémicos:
   - Posible riesgo aumentado de ***ACV*** y
   - **Ób**ito de origen vascular.

TRATAMIENTO CON CORTICOIDES EN LA *RDP*

A pesar de la relevancia de los anti – ***VEGF*** en la patogenia de la *RD* y ***EMD***, se **conoce** que también participan factores como el aumento de las citocinas inflamatorias en respuesta al estrés oxidativo y **a los** cambios metabólicos por la diabetes.

Estas citocinas inducen inflamaciones y otros procesos inflamatorios como la activación de la vía del complemento, atracción de leucocitos y macrófagos a la retina, leucocitosis y alteración de la barrera hematorretiniana.

La inflamación es tan crucial en la patogenia de la ***RD*** que esta se ha considerado una enfermedad inflamatoria crónica de baja intensidad. El uso de corticoides para reducir la inflamación en la ***RD*** y ***EMD*** ha sido una preocupación durante años; estos consiguen un efecto antiinflamatorio inhibiendo la enzima *Fosfolipasa A2* que interviene en el incremento de la permeabilidad vascular y **en** la vasodilatación de la ***RD***. Se ha demostrado que los corticoides disminuyen la producción de abundantes mediadores inflamatorios, así como los ***VEGF***, estabili**zan** también la barreta hematorretiniana y mejo**ran** la oxigenación de la retina. Los corticoides en el ***EMD*** tienen muy buena respuesta del organismo a la administración de los mismos.

LOS EFECTOS ADVERSOS SON:

- Progresión de la catarata.
- Aumento de la ***PIO***.

Estos efectos pueden aparecer por cualquier vía de administración.

Inyección Intravítrea

La *Triamcinolona* fue el primer derivado que demostró la eficacia terapéutica de los corticoides en el ***EMD***[36].

Si bien la **De**xametasona tiene una mayor potencia, padece de una vida media más corta que la Triamcinolona.

La inyección de 4mg de Triamcinolona produce una mejoría significativa, resultando incluso más favorable comparativamente que en aquellos casos en los que se hizo/**realizó** láser[37].

Las COMPLICACIONES pueden ser:

- Endoftalmitis.
- Aumento de la Presión Intra Ocular (***PIO***).
- Aumento de la Catarata.

Inyección intravítrea de implantes de corticoides de liberación prolongada

La colocación de implantes es un tratamiento eficaz para el ***EMD***, aunque se puede ver limitada por complicaciones oculares, como progresión de la catarata, elevación de la ***PIO*** y la necesidad de repetir inyecciones para mantener el efecto/dosis.

Por eso se han diseñado implantes intravítreos de liberación lenta, **los cuales** serían eficaces durante mayor tiempo.

El *Ozurdex® (Lab. Allergan)* consiste en un copolímero biodegradable cargado con 700 μg de dexametasona que se inyecta mediante un aplicador especialmente diseñado de ***22G*** en el vítreo, haciéndose en la parte más declive. Se recomienda por eso inyectarlo en la parte inferior del ojo para que no se acerque al eje visual. El efecto dura hasta 6 meses.

Se define como ***EMD*** *Persistente* al que ha estado presente por más de 90 días, antes de empezar el tratamiento. Después de 6 meses, los ojos mejoraron 2 o más líneas de visión[38].

Si lo comparamos con el uso de *Bevacizumab*, la eficacia es muy parecida, pero con la diferencia que con el *Ozurdex®* fueron necesarias menos inyecciones, aunque con la contrapartida del aumento en la aparición de cataratas[39, 40].

El implante de *Iluvien® (Alimera Sciences Inc.)* contiene 0,2 μg de acetónido de fluocinolona, un corticoide muy potente que actúa hasta 3 años y que no es biodegradable, pero en la mayoría de los casos, si bien la ***AV*** fue mejor, la mayoría de los pacientes debieron ser sometidos a vitrectomía[41].

El *Retisert (Lab. Bausch & Lomb)* es otro implante que contiene acetónido de fluocinolona. Éste se implanta mediante una intervención quirúrgica. El procedimiento consiste en realizar una incisión circunferencial de 3,5 mm en la *pars plana* para suturarla a la esclera. Se logra una buena ***AV*** de más 3 líneas.

Este implante no es biodegradable.

Las complicaciones presentadas son:

- progresión de las cataratas que
- requieren cirugía y
- aumento de la ***PIO*** de difícil control.

Es un tratamiento de elección sobre todo en pacientes pseudofáquicos. El resultado es similar al que se obtiene con los anti – ***VEGF***[42].

TRATAMIENTO CON LÁSER DE LA RETINOPATÍA DIABÉTICA

Existen diferentes tipos de láser según la longitud de onda y la composición del medio activo que puede consistir en gases nobles como el *Argón* y el *Kriptón*, en sólidos como el de *DiIodo* y el de *Itrio- Aluminio – granate* con *Neodimio* añadido (*Nd – YAG)* o en soporte líquido (Láser *de colorante ajustable)*.

Actualmente, el más usado es el *Argón verde* (577 nm), el láser *Nd – YAG* de doble frecuencia (532 nm), y el láser *semiconductor amarillo* (577 nm).

PANFOTOCOAGULACIÓN (*PFC*)

La Panfotocoagulación es la técnica de elección para el tratamiento de la proliferación vascular y **de** los cambios isquémicos de la diabetes.

La ***PFC*** se asocia **con el** aumento del ***EMD*** prexistente, pudiendo minimizarse este efecto a la hora de realizar el procedimiento si se realiza en forma periférica[43].

Muchas veces se asocia el láser focal **con** la ***PFC***, o tratamiento con anti – ***VEGF*** sumados a la ***PFC***.

El mecanismo de acción de la ***PFC*** es secundario a la destrucción de la retina periférica, lo que reduciría tanto la demanda de oxígeno como la expresión de *VEGF* y aumentaría el transporte de oxígeno y nutrientes metabólicos de la retina y la coroides.

a. ***Técnica aconsejada:***
   1. Tamaño: que cada quemadura tenga un *tamaño de 400 – 500 μm*, separados entre sí por el *diámetro de un impacto*,
   2. Duración: con una *duración de 100 – 150 ms* y
   3. Ajuste: el ajuste de los parámetros se realiza de acuerdo con el tipo de lente utilizada[44].

b. ***Tratamiento típico***
   1. Número de disparos: 1.200 – 1.500 disparos,
   2. pero habitualmente se llega a hacer 2.000, en una o varias sesiones[45].

FOTOCOAGULACIÓN FOCAL / EN GRILLA

Se hacen quemaduras de 50 μm de tamaño en microaneurismas o focos incluso a tan solo 300 μm de la fóvea.

Estaría indicada para los casos con ***EMD***.

El láser en rejilla quedó reservado para áreas de extravasación difusa o desaparición de capilares. Esta técnica consiste en usar baja intensidad, tamaño 50 – 200 μm, separados por el diámetro de un disparo y es importante respetar la distancia de 500 μm de la fóvea[44, 46].

BARRIDO EN PATRÓN

El Barrido en Patrón fue descripto por Blumenkranz en 2006. El fotocoagulador láser de barrido en patrón (*PASCAL*) permite aplicar con rapidez pulsos cortos y semiautomatizados respetando un patrón preestablecido[47].

La duración de cada aplicación es de 10 – 30 ms, lo que permite de esta manera reducir notablemente el tratamiento en hasta más de 50 veces. En esta técnica se demostró una reducción significativa del tamaño del impacto del láser, del tiempo de aplicación y de la respuesta dolorosa del paciente, a los 3 meses del procedimiento[48].

FOTOCOAGULACIÓN LÁSER CON NAVEGACIÓN

Es una técnica novedosa guida por pruebas de imagen y con estabilización informática para compensar los movimientos del paciente. Permite una colocación automatizada, segura y precisa tanto del láser focal como de la ***PFC***. Presenta la ventaja de que no hace falta usar lentes de contacto.

LÁSER DE MICROPULSOS SUBUMBRAL

Fue desarrollado por ***Birngruber*** en 1986. Sería muy eficaz para el tratamiento del ***EMD*** debido a la ausencia de destrucción de todo el espesor retiniano, siendo selectivo solo al ***EPR***. Está en investigación para el tratamiento de otras enfermedades oculares.

FIGURAS

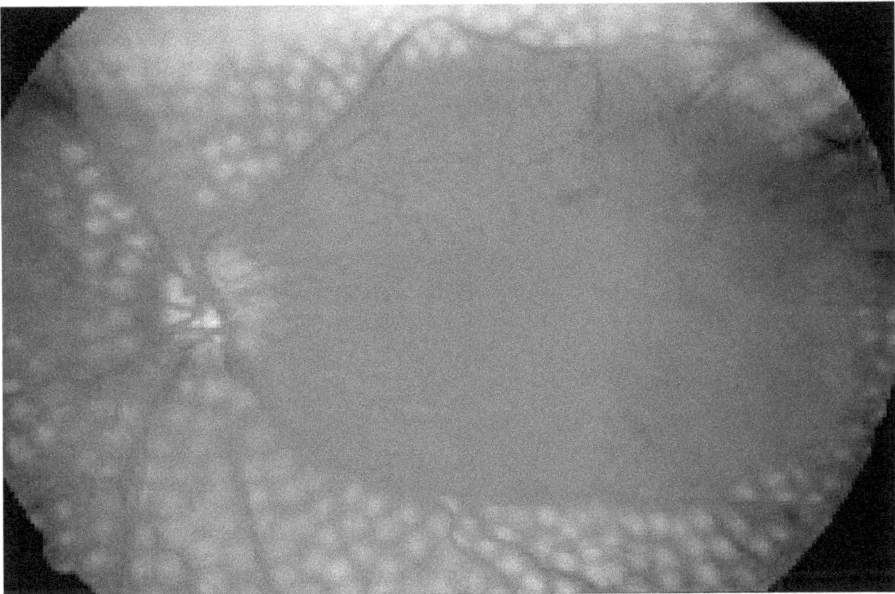

Fig. 15. Imagen de Fondo de ojo de un paciente con RD quien fue sometido a Panfotocoagulación láser. Imagen modificada de Jhawer S, Karth P, Lim JI, Bhagat Nm Karth PA. Panretinal Photocoagulation. https://eyewiki.aao.org/Panretinal_Photocoagulation

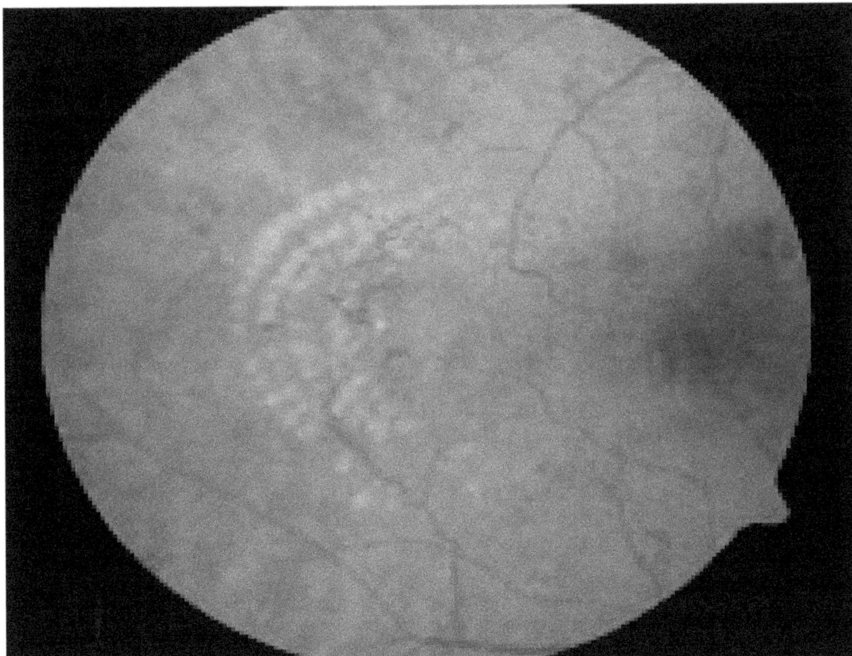

Fig. 16. Imagen de Fondo de ojo de un paciente con RD quien fue sometido a Fotocoagulación láser donde se pueden apreciar los impactos de los disparos organizados en patrón de grilla. Imagen modificada de Paulus YM, Blumenkranz MS. Panretinal Photocoagulation for Treatment of Proliferative Diabetic Retinopathy. Amer Acad Ophthalmol. https://www.aao.org/munnerlyn-laser-surgery-center/laser-treatment-of-proliferative-nonproliferative.

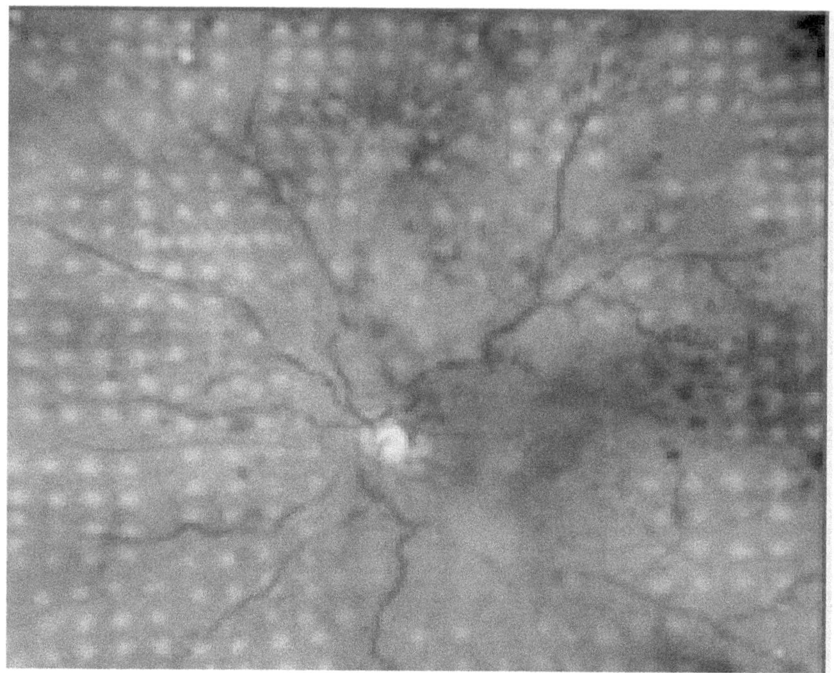

Fig. 17. Imagen de Fondo de ojo de un paciente con RD quien fue sometido a Fotocoagulación láser donde se pueden apreciar los impactos de los disparos organizados en patrón.

COMPLICACIONES DEL LÁSER

La ***PFC* posee** efectos adversos como dolor, pérdida de visión periférica y trastornos de la visión nocturna.

El láser mal aplicado en la fóvea puede llevar a la pérdida de la visión central.

Si aparece inflamación, está indicado el tratamiento con ciclopléjicos y antinflamatorios.

La neovascularización coroidea es otra amenaza para la visión que puede aparecer si se lesiona la membrana de ***Bruch***.

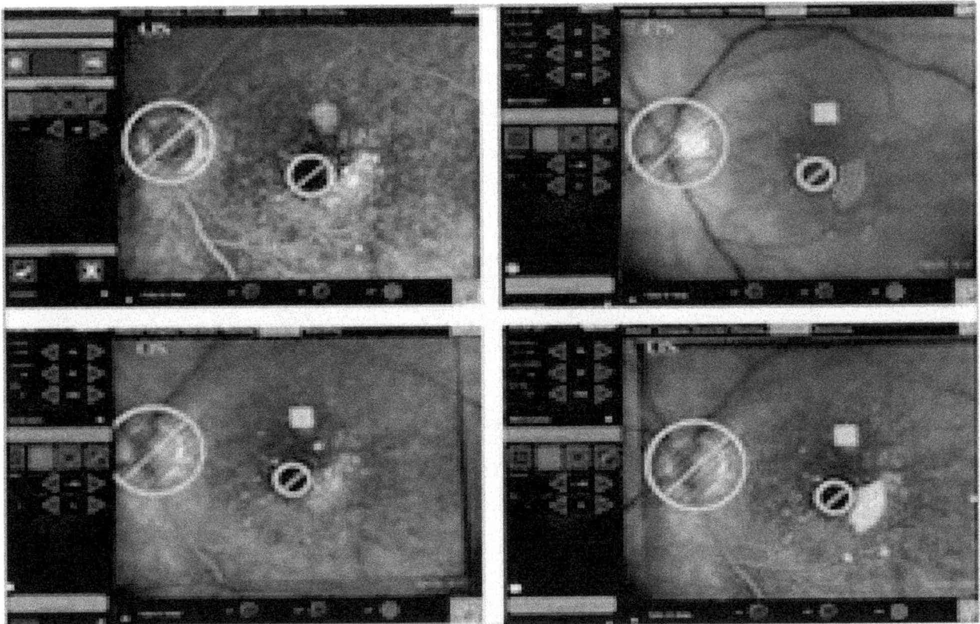

Fig. 18. Imagen de interfase de láser asistido por computadora para permitir una fotocoagulación más eficiente y bajar la posibilidad de impactar la fóvea por accidente. Imagen modificada de Agrawal K, Gentile R. Evolution of Retinal Laser Photocoagulation: Pattern, Navigated, and Micropulse. Retinal Physician, Volume: 12, Issue: April 2015, page(s): 22-27

LÁSER Y EMBARAZO

El procedimiento láser es de elección porque se ha visto en algunas embarazadas a las que se les efectuó inyección intravítrea que han sufrido aborto en el primer trimestre de gestación[49].

TRATAMIENTO QUIRÚRGICO DE LA *RD*

El tratamiento quirúrgico busca solucionar las complicaciones de la retinopatía diabética que amenazan la visión.

Los avances de la tecnología quirúrgica han permitido intervenciones más precoces con menos complicaciones y mejores resultados ***AV***. Por ejemplo, la vitrectomía de pequeño calibre, la iluminación con arañas de luz, los sistemas de visión panorámicas, los sistemas de visión ***3D***, los láseres con iluminación, la instrumentación de calibre pequeño y los fármacos antiangiogénicos son ejemplos de esos avances.

A pesar de todo la diabetes sigue siendo la principal causa de ceguera en pacientes jóvenes a nivel mundial.

HEMORRAGIA VÍTREA Y PRERRETINIANA

En los casos de Hemorragia vítrea y pre-retiniana, el principal criterio de intervención aceptado actualmente, la vitrectomía precoz, en las hemorragias grandes y densas, así como en ojos sin ***PFC*** previa, o ***PFC*** mínima[50].

También puede considerarse la vitrectomía en las hemorragias subhialoideas premaculares.

La vitrectomía con microincisión 25G o 27G es ideal para estos casos con trócares valvulados que permiten mantener la ***PIO*** constante, reduciendo las turbulencias y ayudando a controlar el sangrado intraoperatorio. Después de absorber la sangre la retina periférica debe ser bien observada para descartar que no haya desgarros que, en caso de estar presentes, deberán ser tratados complementariamente con endoláser.

DESPRENDIMIENTO DE RETINA TRACCIONAL

En el ***DR*** traccional es muy frecuente sobre todo en los jóvenes con diabetes. Es la indicación más frecuente de la vitrectomía.

Fisiopatología

La agresión inicial parece ser la isquemia, que determina la formación de factores angiogénicos. Se han propuesto varios péptidos mitógenos (factores de crecimiento) como factores causales del desarrollo de neovascularización en la retinopatía diabética.

Los factores de crecimiento implicados en la neovascularización retiniana e iridiana son: factor de crecimiento insulinoide tipo I (***IGF – I***), el factor de crecimiento de los fibroblastos básico (***bFGF***) y el factor de crecimiento endotelial vascular (***VEGF***). Estos factores no solo se encuentran en el tejido retiniano, sino también en el vítreo y en las membranas epirretinianas, de los pacientes con ***RDP***. Se sabe que la expresión de estos factores, en especial el ***VEGF***, se potencia con la hipoxia.

El aumento de estos factores de crecimiento estimula la angiogénesis retiniana, es decir, el desarrollo en los vasos retinianos de brotes vasculares, también conocidos como epicentros vasculares. Este tejido vascular prolifera en el espacio potencial ubicado entre la retina y el vítreo. El crecimiento continuo determina la invasión de las láminas posteriores del vítreo cortical, lo que provoca una gran adherencia muy sólida. Los vasos continúan creciendo en tamaño y extensión, desarrollándose así, un componente cada vez más fibroso. Este componente fibrovascular tiene capacidades contráctiles pudiendo traccionar el tejido vascular friable y la retina. Esto podría provocar una hemorragia vítrea, que produce mayores fibrosis y contracción del vítreo, y finalmente ocasionar un desprendimiento de retina traccional. Si bien este tipo de desprendimiento de retina es el **más** frecuente, cuando hay una tracción muy fuerte desde las adherencias en la unión vitreorretiniana y la isquemia retiniana es muy marcada, puede producirse un desgarro. Este cuadro puede ser asintomático si está alejado de la fóve; si la retina está muy isquémica y las fuerzas traccionales son significativas, estas pueden producir desgarros retinianos con el consiguiente ***DR*** traccional, siendo motivo de intervención inmediata.

Los objetivos de la vitrectomía son aliviar la tracción vítrea, liberando y eliminando tanto la hialoides posterior como el tejido fibrovascular y tratar áreas de isquemia retiniana para cortar la formación de ***VEGF***, y la subsiguiente neovascularización de la retina o el iris.

En la ***RDP***, la vitrectomía exige una valoración de la separación del vitreo posterior, que puede adoptar diferentes configuraciones. Esto se puede manifestar por una hemorragia prerretiniana, una ectopia macular o edema macular diabético por tracción. También el vitreo puede tener una separación parcial y quedar adherido al polo posterior y a la parte media de la retina periférica. Asimismo, puede darse un desprendimiento vítreo completo en la parte media de la periferia y mantenerse unido al polo posterior. En raras ocasiones, se puede dar un desprendimiento completo del vítreo posterior. La única indicación de vitrectomía en estos casos es cuando existe un hemovítreo prolongado que no aclara.

Además del grado de separación del vítreo posterior, el tipo de adherencia vitreorretiniana también influye mucho en la planificación de la vitrectomía en la *RD*. En los epicentros vasculares se forman dos tipos de adherencias, la focal y la extensa.

La adherencia focal, es el tipo más simple, se encuentra en el 86% de los ojos y corresponde a un desprendimiento puntiforme. Aunque se puede encontrar un solo punto de adherencia, es más frecuente hallar adherencias múltiples. Puede haber membranas epirretinianas que rodean la adherencia, originando un desprendimiento de retina más extensa.

Las adherencias vitreorretinianas extensas pueden dividirse en dos subtipos, las que no se asocian y las que se asocian con pliegues de la retina subyacente. El primero de ellos es el menos frecuente, se formaría por la adherencia del vítreo a una extensa zona de neovascularización de la retina y suelen existir múltiples uniones focales pequeñas entre la placa y la retina subyacente. Tiene un aspecto grisáceo con una vascularización variable. El subtipo más frecuente de adherencias extensas se asocia con pliegues de la retina subyacente, se desarrolla por la coalescencia y contracción de una hialoides posterior fibrótica dispuesta entre múltiples epicentros vasculares focales. Aunque esta lesión puede tener el aspecto de una placa lisa, la retina subyacente está plegada y tiene aspecto ondulado. Las adherencias pueden estar rodeadas por membranas epirretinianas asociadas y suele haber menos una separación parcial del vítreo alrededor del desprendimiento extenso. La retina subyacente se encuentra desprendida en la mayoría de los casos.

En la ***RDP***, los ***DR*** pueden ayudar a predecir el pronóstico visual y anatómico tras la vitrectomía. Cabe destacar que los ojos con áreas extensas de uniones vitreorretinianas tenían mayores tasas de reproliferación de membranas y un peor pronóstico visual.

El grado de separación del vítreo posterior y del número y tipo de adherencias vitreorretinianas, otros factores que afectan al enfoque de la vitrectomía en diabéticos, y que determinan la dificultad de la disección, son: presencia, localización y cronicidad del ***DR***, la presencia de hemorragia vítrea y el grado de neovascularización.

INDICACIONES QUIRÚRGICAS

Hemorragia vítrea grave que no reabsorbe

Esta complicación es frecuente cuando se observa en una ***RDP*** y fue, inicialmente, la indicación **más** frecuente de vitrectomía en diabéticos. Cabe destacar que la prevalencia de hemorragia vítrea masiva y persistente ha disminuido desde el uso de la panfotocoagulación retiniana; sin embargo, continúa siendo una de las indicaciones prevalentes de vitrectomía.

En presencia de una hemorragia que permite visualizar el fondo de ojo, se debe realizar panfotocoagulación con el objetivo de estabilizar o conseguir la regresión de la neovascularización. Los láseres **de elección en** estos casos serían lo de kriptón o de un diodo ya que sus longitudes de onda pueden atravesar mejor las partículas de hemoglobina del hemovítreo. Cuando no es posible ver el fondo de ojo, la ecografía es fundamental para visualizar si **existen** alteraciones de la retina y si se requiere una intervención precoz.

La intervención inmediata está indicada cuando coexiste con presencia de desprendimiento de retina que afecte la mácula, desprendimiento de retina combinado por tracción y regmatógeno, o de proliferación fibrovascular intensa. Asimismo, está indicada la vitrectomía cuando el hemovítreo es denso y no se reabsorbe espontáneamente.

Aunque en la decisión de realizar una vitrectomía influyen una serie de factores oculares y sistémicos en general, el momento que se recomienda para realizar la cirugía para el hemovítreo diabético es antes de los **3 meses** para diabéticos **tipo 1**, y antes de los **6 meses** para diabéticos **tipo 2**. Más recientemente se ha propuesto realizar la vitrectomía incluso antes. Los objetivos quirúrgicos comprenden: eliminación de la hemorragia vítrea para conseguir un medio transparente, escisión de las membranas fibrovasculares hialoidea posterior y epirretinal para aliviar la tracción vitreorretiniana y la aplicación de fotocoagulación con endo-láser para conseguir una regresión de la neovascularización.

Desprendimiento de retina por tracción que ha afectado recientemente a la mácula.

Actualmente la indicación más frecuente de vitrectomía es el desprendimiento de retina traccional que haya afectado recientemente la mácula. Si el ***DR*** traccional afecta la mácula central, se origina una pérdida visual inmediata, siendo esto, indicación de cirugía urgente. Al contrario, no suelen someterse a cirugía los ojos con desprendimiento traccional extramacular ni los ojos con desprendimiento macular crónico, salvo excepciones especiales.

Este desprendimiento se origina por proliferación y contracción fibrovascular; es de aspecto cóncavo, relativamente inmóvil, estable o muestra una progresión lenta. La hialoides posterior ejerce una tracción anteroposterior entre la base del vítreo y las adherencias fibrovasculares, pudiendo existir también una tracción tangencial entre cada adherencia vitreorretiniana. La vitrectomía puede mejorar la tracción vitreorretiniana al escindir las membranas fibrovasculares hialoides posterior y epirretiniana. Los factores pronósticos preoperatorios favorables comprenden la corta duración del **DR** macular, una superficie limitada de desprendimiento, presencia de fotocoagulación panretiniana perioperatoria y ausencia de hemorragia vítrea y de neovascularización intensa.

Desprendimiento de retina combinado por tracción y regmatógeno.

La fibrosis y contracción progresivas pueden producir una tracción lo suficientemente intensa como para originar un desgarro de la retina, dando lugar a sudesprendimiento combinado por tracción y regmatógeno. Puede producir pérdida brusca de la visión, porque el desprendimiento regmatógeno avanza deprisa. La retina aparece convexa, y puede ser bullosa y móvil. Un examen minucioso suele poner de manifiesto la presencia de líneas de hidratación y desgarros de la retina. El desgarro retiniano suele localizarse por detrás del ecuador y adyacente, o subyacente, a las áreas de proliferación fibrovascular. El desgarro puede ser pequeño y puede estar oculto por una hemorragia vítrea.

Este tipo de desprendimiento suelen combinado suele requerir una vitrectomía precoz con independencia del estado macular. Los métodos convencionales de cerclaje escleral ser insuficientes debido a la localización posterior de los desgarros y a la persistente tracción vitreorretiniana. Son necesarias la vitrectomía y otras técnicas quirúrgicas sofisticadas para aliviar la tracción y proporcionar un cierre ampliado de los desgarros retinianos. Los factores pronósticos preoperatorios favorables comprenden una agudeza visual de 5/200 o mejor, la ausencia de rubeosis y la ausencia de desprendimiento que afecte la mácula. Cabe destacar que este desprendimiento regmatógeno/traccional es una complicación grave de la ***RDP***, y puede tener un pronóstico reservado.

Proliferación fibrovascular intensa

Es bien conocido el rol del contacto establecido con la retina en el desarrollo de la proliferación neovascular. En casos con una hialoides pegada, las proliferaciones neovascular y fibrovascular activas pueden progresar velozmente a pesar de haber realizado una amplia panfotocoagulación retiniana. Esta situación suele ocurrir en pacientes jóvenes con diabetes tipo 1 mal controlada. El tejido fibrovascular suele contraerse y provocar una hemorragia vítrea con distorsión macular o desprendimiento de retina o ambas lesiones simultáneamente.

La vitrectomía está indicada en algunos pacientes con proliferación fibrovascular progresiva, pues tras la escisión quirúrgica del vítreo cortical posterior en muy pocos casos se da neovascularización del nervio óptico y del polo posterior. La vitrectomía precoz suele alcanzar resultados visuales y anatómicos mas favorables que el tratamiento convencional.

Hemorragia premacular densa

Estas hemorragias se caracterizan por la presencia de sangre firmemente confinada entre la mácula y la cara posterior del vítreo de un desprendimiento posterior incompleto. La hemorragia adopta una forma redonda u oval y, debido a su densidad oscurece por completo los detalles del fondo de ojo subyacente. La agudeza visual suele ser de cuenta dedos. Algunas hemorragias se aclaran espontáneamente y no es necesario operar. En el resto de los casos, la cirugía está indicada para prevenir que se arrugue intensamente la superficie afectando a la fóvea o que se genere un desprendimiento macular por tracción. La membrana limitante interna, en íntimo contacto con la hemorragia, oficia de armazón y de estímulo para el crecimiento del tejido fibroso. De esta forma se puede generar tejido fibroso que al contraerse provocaría un desprendimiento macular por tracción. No se puede precisar el momento adecuado para hacer la intervención quirúrgica, aunque algunos investigadores recomiendan realizarla en el primer mes tras el inicio de una hemorragia premacular densa. A estos pacientes se les debe indicar una panfotocoagulación retiniana inicial, y si se realiza la vitrectomía, su objetivo es la elevación y la retirada de la hialoides posterior, el *peeling* de cualquier membrana fibrovascular asociada y evacuar la hemorragia, añadiendo una panfotocoagulación retiniana con endo-láser.

Una técnica alternativa, membranotomía con ***Nd*: *YAG*** láser de la cara posterior del vítreo, ha permitido el drenaje de la hemorragia premacular densa. La hialoidotomía posterior con el ***Nd*: *YAG*** láser es la **más** eficaz ya que requiere menor energía si se evita el retraso entre la hemorragia y el tratamiento.

Edema macular diabético asociado con tracción de la hialoides posterior

Estos pacientes, por lo general, no han respondido a una o varias sesiones anteriores de fotocoagulación macular, y la agudeza visual está disminuida en forma moderada (20/60 a 20/400). La biomicroscopía con lente de contacto suele poner en evidencia un aumento difuso del grosor macular, con o sin cambios cistoides. El humor vítreo está anclado a la mácula, con engrosamiento y abrillantamiento de su cara posterior, dando un aspecto muy parecido a una membrana epirretinal, sin embargo, no suele haber tortuosidad de los vasos, estrías retinianas ni heterotopía macular. La ***RFG*** demuestra una fuga retiniana difusa y profunda en la mácula con buena perfusión capilar.

Objetivos quirúrgicos: apertura, elevación y retirada de la hialoides posterior.

Los ojos diabéticos con edema macular tienen una menor tasa de desprendimiento del vítreo posterior que aquellos con edema macular, y es posible que los cambios en el humor vítreo es este pequeño grupo de pacientes puedan ser uno de los muchos factores causales en la patogenia del edema macular diabético. No está muy claro, aún, la indicación de vitrectomía en estos casos.

Glaucoma de células fantasma y glaucoma hemolítico

En los ojos con hemovítreo, el aumento de la presión intraocular (***PIO***) se puede dar por el aumento de la resistencia al drenaje en el trabeculado por la existencia de glóbulos rojos degenerados (*Células fantasma*) los cuales no pueden pasar tan fácilmente a través de la malla trabecular como podrían hacerlo los eritrocitos normales. Asimismo, puede producirse un glaucoma de ángulo abierto como consecuencia de los restos de eritrocitos y de macrófagos que contienen restos eritrocitarios.

El glaucoma de células fantasma y hemolítico **se produce**, usualmente, en ojos afáquicos con una rotura de la superficie de la hialoides anterior. También puede llegar a ocurrir posterior a una vitrectomía por un hemovítreo que no sea reabsorbido. Si las células fantasma existen en gran cantidad puede llegar a formarse en pseudohipopion. La gonioscopía pone en manifiesto un ángulo abierto que puede estar cubierto por una capa de células color caqui y un trabeculado descolorido, fundamentalmente en su parte más inferior. La indicación de la vitrectomía es la ***PIO*** descontrolada a pesar de un Tratamiento Médico Máximo (***TMM***).

Neovascularización del segmento anterior con opacidad de medios

En ojos con *rubeosis iridis* y una opacidad intensa de medios, no **se** puede realizar una adecuada panfotocoagulación retiniana. En ojos con hemovítreo y rubeosis progresiva, está indicada la vitrectomía, practicándose panfotocoagulación con endoláser para promover la regresión de la neovascularización. La *rubeosis iridis* **es** un factor de mal pronóstico en los ojos con hemovítreo.

En ojos con glaucoma neovascular, cada vez que se realiza más vitrectomía (con lensectomía y endoláser) junto con la colocación de un tubo de drenaje a través de la cámara anterior. En estos casos la neovascularización extensa del ángulo provoca que fracasen el tratamiento médico y las convencionales de filtrado.

INSTRUMENTAL QUIRÚRGICO

Los objetivos de la cirugía vitreorretiniana en la ***RDP*** son conseguir unos medios transparentes eliminando las opacidades del vítreo y reaplicar la retina. Para conseguir estos objetivos se debe contar con diferentes equipos e instrumental, entre los cuales podemos citar: líquidos de infusión intraocular, lentes de contacto, instrumental para el corte del vítreo (vitréctomo), facoemulsificador, iluminadores de fibra óptica, los instrumentos de diatermia, los instrumentos fotocoagulación, las criosondas como, así como cuchilletes, cánulas, tijeras, fórceps y picas. Los gases de acción prolongada y el aceite de silicona, son otros productos que permanecen en el ojo durante un período prolongado de tiempo.

Soluciones para infusión intraocular

- Solución salina.
- Dextrosa
- Adrenalina
- Antibióticos
- Trombina
- Heparina
- Corticoides
- Antimetabolitos

Algunos cirujanos son de opinión de infundir líquidos enfriados para disminuir el riesgo de fototoxicidad y favorecer la homeostasis.

Lentes de observación

La observación intraocular se consigue mediante diferentes lentes de contacto planocóncavas. Las lentes de contacto con irrigación permiten la infusión por debajo de la lente para disminuir el acúmulo de sangre entre la córnea y la lente de contacto; sin embargo, la hidratación produce con frecuencia un edema de córnea. La lente tiene un mango que permite al ayudante poder inclinarla a fin de conseguir una visión más amplia. Sin el concurso del ayudante y para mejorar la estabilidad, se puede colocar en un soporte que se sutura a conjuntiva o al tejido epiescleral. Este dispositivo requiere colocar una solución salina o un lubricante viscoso entre la córnea y la lente. La magnificación puede conseguirse mediante el uso de lentes con diferentes curvaturas o índices de refracción y las lentes prismáticas que permiten visualizar hasta la periferia.

Recientemente se ha verificado el incremento en el uso de los sistemas de visión de campo amplio (***wide field***) aunque necesitan lentes de contacto y un ayudante para estabilizar la lente. Algunos cirujanos realizan la intervención usando u**n oftalmoscopio** binocular indirecto y lente de 28 D, eliminando la necesidad de la lente de contacto o la asistencia del ayudante. Cabe destacar que el sistema de campo amplio es muy útil para realizar el cambio líquido-aire en el ojo fáquico y para realizar endoláser.

Vitréctomo

El instrumento original para el corte y succión del vítreo fue un **vitré**ctomo multimodal de infusión y succión. Con el pasar del tiempo y el perfeccionamiento de la técnica quirúrgica, los aparatos han ido evolucionan**do,** reduciendo su calibre y especialización para el corte y succión del vítreo. Estos procedimientos requieren del uso de equipos adicionales de infusión e iluminación intraocular. El instrumental actual de corte de vítreo tiene una velocidad de aspiración y corte regulable.

Calibres disponibles

Originalmente se **utilizab**a el calibre 20 G. Sin embargo, **más** recientemente, comenzaron a utilizarse crecientemente, otros calibres. Los que se encuentran disponibles actualmente hoy, so**n:** 20 G, 23 G, 25 G, 25+ G, y 27 G.

Lo mejores calibres son 23 G (para ***PVR*** importantes) y 25G/25+G/27G (ideales para cirugía de la mácula).

20 G:

- Cayendo en desuso.
- ***PVR*** importante.

23 G:

- Mayor confort,
- Tiempos de curación más rápidos,

- Reducción del astigmatismo corneal,
- Tiempo quirúrgico más corto,
- Postoperatorio y recuperación visual más rápidos,
- Menor inflamación y menor trauma conjuntival que con 20G.
- Puerto de entrada más pequeño que favorece la posibilidad de remoción vítrea con una pequeña tracción o para remover ***MER*** sin riesgo de incarceración de la retina en el puerto.

25 G/25+ G:

- Adecuados para condiciones vítreo- retinianas que requieran mínimo intervención manual tisular y disección, como ***MER*** con tracción macular con o sin agujeros maculares.
- Vs 23G: más pequeño, más flexible, se dobla fácilmente con riesgo de rotura. Mayor dificultad para el "***shaving***" de vítreo periférico y rotación del globo, debido a su gran flexibilidad en el instrumental.
- Puede ser más adecuada en casos pediátricos.

27 G: Iguales condiciones que el 25G.

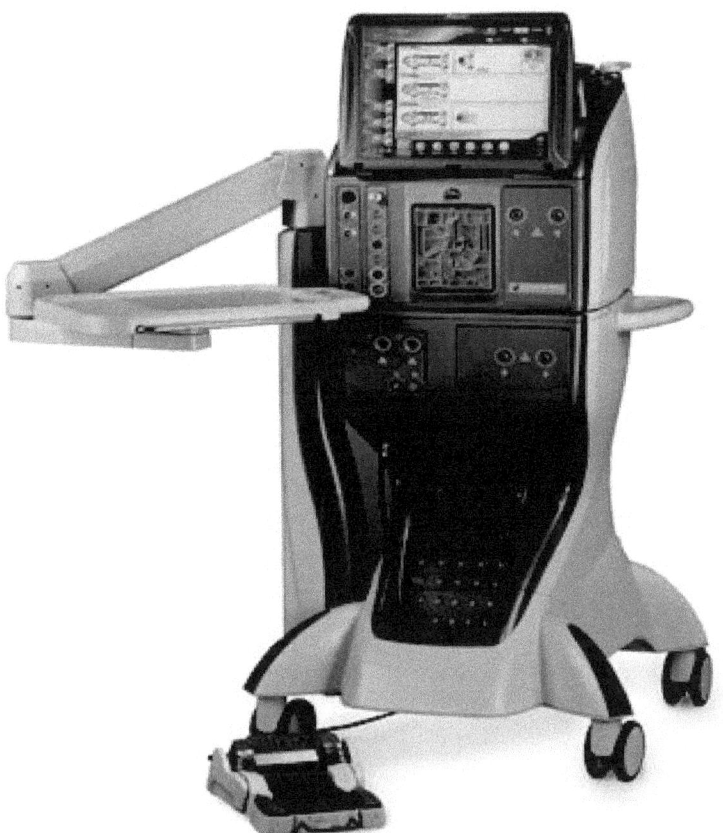

Imagen 19. Foto del Sistema multimodal (Facoemulsificador + vitréctomo) Constellation, fabricado por Alcon Laboratories.

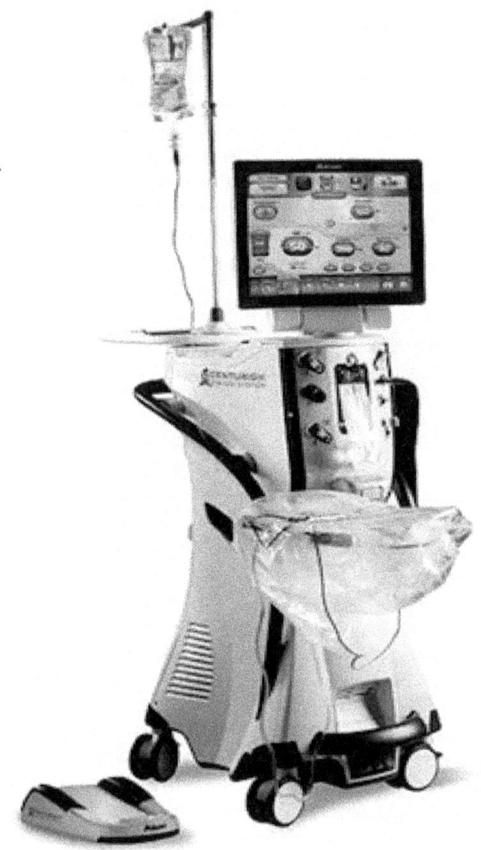

Imagen 20. Foto del Sistema multimodal (Facoemulsificador + vitréctomo) Centurion, fabricado por Alcon Laboratories. Versión más moderna de este sistema. Presenta mejoras en manejo de las presiones y flujo de infusión, como también, actualización en el sistema de vitrectomía, comparado con el sistema Constellation.

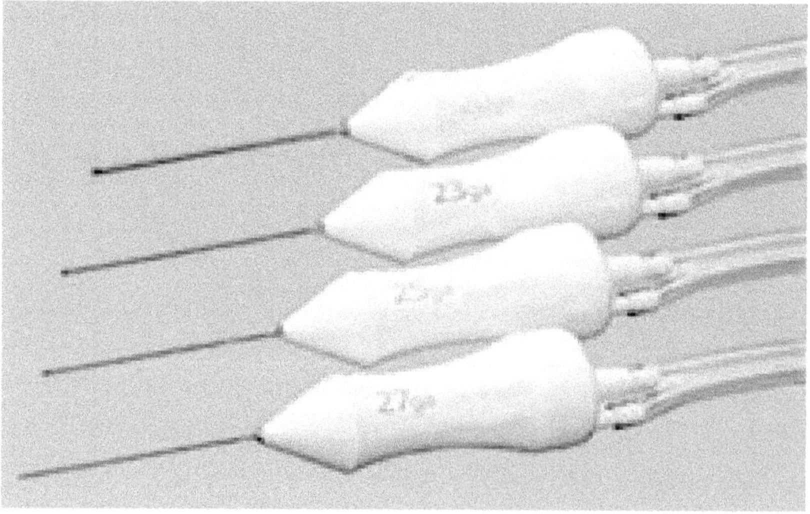

Imagen 21. Foto que ilustra los diferentes calibres de puntas de vitréctomo más utilizados en la actualidad.

Combinación:

- Se pueden combinar diferentes calibres en casos seleccionados, por ejemplo: ***DR*** traccional/ regmatógeno con abundantes ***PVR*** (***20/23G***) + ***DR*** traccional que afecta la mácula (***25/27G***).

Lensectomía

La lensectomía via pars plana se puede llevar a cabo usando fragmentación ultrasónica, emulsificación y aspiración.

La fragmentación ultrasónica puede extraer cataratas nucleares escleróticas moderadamente duras. El instrumental típico de facofragmentación es de ***20 G*** y tiene distintas potencias y velocidades de aspiración ajustables, con control por el cirujano mediante un pedal e información sonora.

Iluminación

La iluminación intraocular que se realiza por fibra óptica es muy importante para la cirugía vitreorretiniana del diabético. Las sondas de fibra óptica para la endoiluminación se utilizan como instrumental independiente. Debe ser ajustable y además debe tener la capacidad de iluminar adecuadamente el campo quirúrgico, pero, a su vez, ubicarse lo m**ás** lejos de la mácula para evitar su daño por fototoxicidad.

Diatermia

Permite la hemostasia y la contracción del tejido. Se trata de un sistema bipolar en el que la corriente eléctrica sale del ojo por el mango del instrumento. El calor generado por el dispositivo se genera el "blanqueo" de la retina y ver los desgarros una vez que la retina se aplicó mediante gas o aire.

Fotocoagulación

Es el tratamiento de elección para tratar desgarros retinianos y realizar panfotocoagulación. Esto puede conseguirse mediante láseres de argón o diodo. La sonda del láser con fibra óptica se usa para producir quemaduras coriorretinanas de diferente tamaño e intensidad, de acuerdo **con** la proximidad que se aplique respecto a la retina. El láser de diodo usa una longitud de onda infrarroja (*810 nm*) lo que permite conseguir una quemadura más profunda en la retina, lo que hace que se desarrolle más tardíamente. Los sistemas indirectos de láser de argón y de diodo proporcionan un medio alternativo de fotocoagulación y también resultan muy útiles para tratar periferia.

Crioterapia

Está destinada, en general, para tratar de roturas de retina periféricas, aunque la crioterapia panrretiniana se uti**lizan** algunas para tratar neovascularización del iris o el glaucoma neovascular. No suele aplicarse en regiones más posteriores, a menos, que no se disponga de fotocoagulación y si fue ineficaz, mediante el uso de criosondas intraoculares.

Intercambio líquido – aire

En el intercambio líquido – aire y el drenaje interno de líquido subretiniano, se pueden usar cánulas con punta siliconada blanda, las cuales pueden estar ventiladas de forma pasiva por la atmósfera, o conectadas al tubo de vitrectomía lo que permite una aspiración activa del líquido, ajustable y controlada por medio de un pedal.

Incisiones esclerales

El cuchillete microvítreorretiniano es el que más se utiliza para realizar esclerotomías. Tradicionalmente se usaba el ***20 G*** como calibre más usado. Pero como bien se dijo previamente, hoy en día se están empleando calibres más pequeños, como el *23/25/25+/27* G. Al respecto, también, estos últimos son más ventajosos dado que no requieren la realización de esclerotomías y se pueden introducir directamente mediante trócares, que posterior a su extracción no requieren sutura escleral, gracias a su pequeño calibre, que provocan incisiones autosellantes. Por otra parte, las cánulas que se usan para introducir el instrumental en el interior del globo son valvuladas lo cual representa una gran ventaja de reducir o, incluso, evitar la hipotonía ocular, disminuyendo complicaciones por este evento, como desprendimientos coroideos.

Consideraciones generales de la técnica quirúrgica

En la era de la vitrectomía de ***20 G***, los **DR** traccionales se trataban con segmentación, delaminación y disección en bloque. Estas técnicas requieren de numerosos instrumentos, tales como tijeras, arañas de luz, instrumentos iluminados o un manipulador tisular para controlar el sangrado intraoperatorio.

La segmentación emplea tijeras para cortar tejido fibrovascular y así, provocar una relajación la tracción circunferencial.

La delaminación se hace con tijeras curvas y se trata de disecar todo el tejido anormal de la superficie retiniana y cortar las membranas.

La disección en bloque usa a la hialoides posterior **adherida** a modo de segunda mano para mantener la tracción sobre el complejo hialoides/ membrana mientras se realiza la disección. Con los calibres **más** pequeños, la segmentación y la delaminación se pueden practicar con pequeños cúteres en lugar de las tijeras, a su vez que se reduce la hemorragia con inyección de anti – ***VEGF*** prequirúrgica o gracias al control de la ***PIO*** mediante el uso de cánulas valvuladas, como se hiciera referencia anteriormente. Al **uti-**

lizar estos calibres, se prefiere arañas de luz si se requiere una cirugía bimanual.

Debe realizarse una disección muy cuidadosa de las membranas, ya que la aparición de desgarros yatrogénicos empeora los resultados visuales en estos casos. Cuando aparezcan estos desgarros será necesario eliminar completamente todo el tejido fibrovascular superficial.

Una vez eliminada toda tracción sobre el polo posterior y de **haberse** controlado el sangrado intraoperatorio, se debe aplicar fotocoagulación con láser hasta la *ora serrata* en la retina adherida. Se debe evitar aplicar láser en áreas donde la retina no contacte con el ***EP***, ya que esto favorece los desgarros retinianos.

El intercambio liquido – aire al final de la cirugía con posición en decúbito prono durando algunos días puede ser beneficioso en ojos con tracción prequirúrgica en la región de la fóvea.

No se requiere eliminar el tejido fibrovascular periférico con áreas de tracción localizadas que se enc**uentran** lejos del polo posterior, siempre y cuando no exista componente regmatógeno o roturas yatrogénicas. Si se tiene la posibilidad de disponer de ***OCT*** intraoperatoria, puede valorarse el estado de la fóvea y si se ha extraído correctamente la membrana.

La vitrectomía debe ser hecha con gran velocidad de corte.

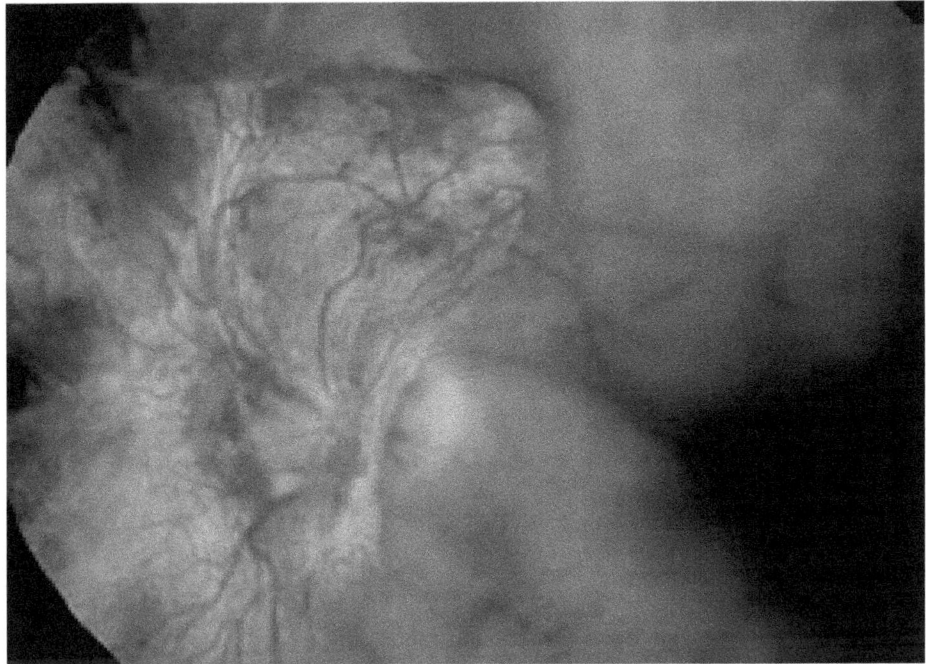

Fig. 23. Imagen de un desprendimiento de retina Traccional prepapilar, provocado por una intensa proliferación vitreorretiniana secundaria a neovascularización y sangrado que ejerce tracción sobre el neuroepitelio, desprendiéndolo.

Cuando ya existe neovascularización, es útil hacer una inyección intravítrea de *Anti – VEGF* previamente.

Debe realizarse una disección más cuidadosa de las membranas porque la aparición de roturas yatrogénicas empeora los resultados.

Estas cirugías se complementan con endoláser y con la colocación de aceite de silicón, o gas.

Entre las complicaciones[51] de la vitrectomía se encuentran:

1. Sangrado.
2. Mala visibilidad por opacidades corneales y del cristalino.
3. Creación de roturas yatrogénicas.

DR COMBINADO: REGMATÓGENO Y TRACCIONAL

Son más frecuentes en diabéticos jóvenes con ***RDP*** avanzada, isquemia significativa y la hialoides adherida. Son el máximo reto en la vitrectomía diabética, ya que requieren maniobras complejas para eliminar el tejido fibrovascular íntimamente adherido a la retina, desprendida, isquémica y móvil.

Es fundamental eliminar todo el tejido fibrovascular anormal, ya que las áreas de tracciones impedirán el cierre de los desgarros.

PATOLOGÍA DE LA INTERFASE MACULAR

Los ojos con retinopatía diabética tienen una hialoides más engrosadas que las hace más proclives a las alteraciones de la interfase vitreomacular que conllevan a edema, tracción macular, al agujero lamelar o completo. Si hay edema es aconsejable aplicar intravítrea de *anti – VEGF* o corticoides.

Los ojos con quistes grandes por edema macular de larga evolución tienen más tendencia a progresar a agujeros maculares, por lo que la disminución del edema subyacente antes de la cirugía reduce el riesgo de formación durante la extracción de la hialoides y membrana limitante interna.

La cirugía consiste en eliminar la tracción, la hialoides y las membranas, para lo cual la microincisión es ideal (*25G* y *27G*), la doble tinción para identificar la hialoides y la membrana epirretinal.

CIRUGÍA DE CATARATA

En aquellos casos en que antes de la cirugía de cataratas haya ***EMD***, es aconsejable antes o después de la cirugía efectuar una inyección intravítrea de *anti – VEGF*.

COMPLICACIONES DE LA VITRECTOMÍA

1. Resangrado precoz postoperatorio[51].
2. Hemorragia vítrea residual que no reabsorbe[51].
3. Hemorragia tardía (10% de los ojos)[51].
4. ***DR*** Regmatógeno: por rotura yatrogénica[52].

5. Glaucoma neovascular y neovascularización del segmento anterior.
6. Defectos epiteliales corneales.
7. Progresión de la catarata[53].

Se debe asegurar que las esclerotomías estén bien cerradas, a los efectos de suturarlas, aunque el calibre utilizado no lo requiera.

GLAUCOMA NEOVASCULAR

Es una secuela muy grave de la diabetes mal controlada y la ***RDP*** no tratada adecuadamente. Se asocia **con un** mal control de la glucemia, hipertensión sistémica y enfermedad cardiovascular de carácter isquémico.

El grado de isquemia se puede evaluar mediante Retinofluoresceinografía de iris y del fondo de ojo, en lo posible de campo amplio. Cuando hay compromiso vascular sistémico, puede verse retraso de los tiempos de llenado de la fluoresceína en el lado afectado. El tratamiento es urgente y obligatorio en estos casos.

La gonioscopía revela la *rubeosis iridis* del ángulo con sinequias, que pueden necesitar de cirugía de glaucoma.

El glaucoma neovascular puede tratarse con esquema agresivo de inyecciones de anti ***VEGF*** combinado con panfotocoagulación y cirugía de glaucoma. En caso de opacidad de medios y, por ello, no ser posible la visualización del fondo de ojo, es necesario realizar una vitrectomía para eliminar las opacidades y aplicar la fotocoagulación intensiva. Estos ojos se pueden tratar previamente con las inyecciones de anti – ***VEGF*** y, si es necesario, corticoides intravítreos para reducir la inflamación y el sangrado intraoperatorio, sobre todo en cámara anterior desde el iris o el ángulo.

Cabe destacar, al igual que en todo glaucoma, es muy importante controlar la ***PIO*** para evitar el daño en el nervio óptico.

No dejar de examinar la periferia para descartar la presencia de desprendimiento de retina, ya que puede estar presente en estos casos, al igual que en el resto de los casos de ***RDP***.

La vitrectomía puede combinarse con cirugía de glaucoma, o aplazarla para **más** adelante. También puede realizarse inyecciones de anti VEGF y corticoides al final de la cirugía.

Con respecto al postoperatorio de la cirugía de glaucoma, tanto en la trabeculectomía como en la colocación de válvulas para permitir el control de la ***PIO,*** en los casos de glaucoma neovascular suele ser bastante frecuente sufrir obstrucción del sitio de filtración, como en la ampolla filtrante, y en el tubo de la válvula. Razón por la cual, toma importancia la inyección de Anti – ***VEGF*** para disminuir la neovascularización previa a la cirugía, como también posterior a ella.

TRATAMIENTO DE LA *RD* EN EL EMBARAZO

La diabetes afecta a aproximadamente el 17% de todas las mujeres gestantes a nivel global. Las que tienen diabetes tipo I poseen más riesgo de padecer retinopatía diabética proliferativa en comparación con las no embarazadas[54].

FACTORES DE RIESGO

El embarazo por sí mismo es un factor de riesgo debido a los cambios metabólicos y hormonales que experimenta el cuerpo. El control glucémico se vuelve más difícil, lo que se une a cambios vasculares de orgánicos, como aumento del gasto cardíaco y disminución de la resistencia vascular periférica, lo que da lugar a la hiperperfusión retiniana. Esto, junto a una disfunción endotelial y falta de autorregulación del flujo sanguíneo, provoca un empeoramiento de la retinopatía[55,56].

El aumento de Progesterona y Estrógenos producen cambios vasculares mediante el incremento de los niveles de *Factor de Crecimiento Insulinoide I, Factor de Crecimiento Placentario, y Endotelina I*, que pueden potenciar la retinopatía[57,58,59]. Tendría mucho que ver la duración de la diabetes, en correlación con el aumento de la RD durante el embarazo.

La RD avanzó en el 39% de los casos a RDP en aquellos pacientes diabéticos con más de 15 años frente al 18% que se produjo cuando duró menos de 15 años de evolución.

Por lo tanto, pacientes con diabetes tipo I tienen mayor tendencia a progresar que aquellas que tienen diabetes tipo II. Es muy importante el control que hecho previo al embarazo, ya que en las controladas, las posibilidades de progresión eran menores.

El control de la glucosa durante el embarazo está vinculado fundamentalmente a la progresión de la RD.

CONSIDERACIONES DIAGNÓSTICAS Y TERAPÉUTICAS

No existen evidencias concluyentes se sabe con certeza si todos los midriáticos y ciclopléjicos son o no seguros de usar durante el embarazo.

En el período de gestación no se aconseja el tratamiento con RFG, pues la fluoresceína puede pasar a la circulación fetal, por lo que es de buen criterio usarla solo sí resulta imprescindible.

Generalmente la OCT y la retinografía son demostrativos.

TRATAMIENTO DE LA RDP

Son similares a las pacientes no embarazadas. Se podrá hacer, si es necesario, PFC durante el embarazo. En raras ocasiones puede requerirse la cirugía vitreorretiniana durante la gestación como en casos de hemorragia vítrea bilateral para rehabilitación visual. En estos casos es preferible utilizar la anestesia local para su realización.

TRATAMIENTO DEL EDEMA MACULAR DIABÉTICO

El EMD puede aparecer en cualquier trimestre del embarazo y se ha informado que su incidencia estaría entre el 5% y el 27%[60].

El aumento de la volemia y la retención de líquidos tienen tendencia a aumentar las posibilidades del EMD.

Generalmente después del parto, mejora el EMD.

El EMD que amenaza la visión o progresa debe tratarse con láser focal durante el embarazo y puede necesitar fármacos durante y después del embarazo.

El uso de los *anti – VEGF* durante el período gestacional puede ser cuestionable, ya que se han visto casos de teratogénesis y abortos, así como hay casos que no presentaron problemas. Se aconseja usarlos después del parto, aunque tampoco es recomendables en madres lactantes[61,62].

No existe mucha experiencia en la aplicación Intravítrea de *corticoides* durante el embarazo, pero hay evidencia que demuestran que el uso de Triamcinolona se asocia a menor peso al nacer o presencia de hendiduras orofaciales[63].

Los corticoides tópicos provocan bajo peso al nacer[63].

NUEVOS FÁRMACOS PARA LA RETINOPATÍA DIABÉTICA

En los últimos diez años han hecho presencia muchas innovaciones en el tratamiento del edema macular diabético (EMD) y la retinopatía diabética (RD). Las investigaciones se han multiplicado en forma exponencial, permitiendo el desarrollo de nuevos fármacos para el tratamiento del EMD, como también otros problemas médicos, tales como, degeneración macular relacionada con la edad (DMRE) y la trombosis u oclusión venosa retiniana.

Las hipótesis de desarrollo se basan en la patogenia de la diabetes, la cual involucra factores vasculares, inflamatorios y neurodegenerativos. Por lo tanto, un conocimiento más preciso de estos factores dará origen a fármacos más efectivos o incluso la prevención de esta enfermedad.

A continuación, haremos referencia a los nuevos tratamientos que han estado surgiendo para tratar la retinopatía diabética. Pero primero nos referiremos brevemente a las terapias previas que permitió dar origen a las mas recientes.

PRECEDENTES EN EL TRATAMIENTO ACTUAL DE LA RD Y EMD

Previamente al año 2000, el láser había sido la técnica de primera elección para el tratamiento del EMD y la RD, aunque sus resultados eran muy distantes de ser satisfactorios. Por lo cual, la recidivas del EMD y la pérdida progresiva de la visión era algo muy frecuente. Por otra parte, el efecto térmico del láser no lograba, en general, que muchos pacientes no recuperaban su visión en forma significativa.

Posterior a eso, hicieron aparición los corticoides aplicados a través de inyecciones intravítreas, convirtiéndose en el primer tratamiento farmacológico en existencia para el tratamiento local para la RD, siendo el EMD su principal objetivo terapéutico. Sucesivos ensayos terapéuticos aportaron datos que apoyaron la utilidad de *triamcinolona* intravítrea, como tratamiento alternativo o coadyuvante del láser para EMD con afectación foveal. Sin embargo, a pesar de tener una eficacia aceptable, presentan efectos secundarios, bien conocidos, como la incidencia moderada del aumento de la presión intraocular y progresión de cataratas. Con las sucesivas investigaciones surgieron corticoides intraoculares de liberación prolongada. En la actualidad se encuentran en plaza implantes intravítreos de liberación sostenida de dexametasona (*Ozurdex*, de laboratorio *Allergan*)[64] y fluocinolona (*Iluvien*)[65] para el tratamiento del EMD. Estos implantes más modernos mantienen los mismos efectos secundarios reportados en el tratamiento con triamcinolona, y por ello, se vio limitado su uso.

Dicha situación motivó el esfuerzo por encontrar tratamientos nuevos que no tuvieran tantos efectos adversos y con una eficacia mayor, originando una investigación muy activa en la patogenia de la RD y EMD.

El desarrollo de la *cortisona angioestática* permitió obtener efectos antipermeabilidad de amplio espectro de los corticoides, pero obviando sus efectos adversos al carecer éstos de actividad corticoesteroideas[66]. El *acetato de anecortave* ee una cortisona sintética diseñada mediante la eliminación de un grupo de 11 β-hidroxilo y la adición de un grupo 21- acetato. Dos estudios en fase 1 evaluaron la aplicación de acetato de anecortave yuxtaescleral en pacientes con RD[67] y rubeosis iridis[68]. No obstante, ambos fueron interrumpidos antes de su conclusión debido a falta de eficacia.

También se han investigado los efectos de la triamcinolona aplicada en el espacio supracoroideo. El laboratorio *Cleanside Biomedical* se encuentra trabajando en un microinyector patentado diseñado para acceder a dicho espacio. Esto se basa en la teoría de que la inyección supracoroidea que puede limitar la exposición del segmento anterior a los corticoides, y reducir sus efectos secundarios[69].

ANÁLOGOS DE LA SOMATOSTATINA

Uno de los primeros tratamientos farmacológicos para tratar el EMD fuera de la terapia corticoidea fue mediante el uso de los análogos de la somatostatina. El *octreótido* fue el más usado de este grupo, actúa inhibiendo la hormona de crecimiento y el factor de crecimiento insulinoide- 1.

Se ha probado en dos ensayos en fase III de investigación, de carácter prospectivos, aleatorizados y controlados frente a placebo, en pacientes diabéticos tipo 1 y 2 con RDP. Lamentablemente ninguno de estos trabajos no arrojó resultados beneficiosos sobre la AV o de disminución del EMD[70].

TRATAMIENTO ANTI-VEGF

La actividad de estos fármacos, hizo que se convirtieran en el tratamiento de elección en la RDP y el EMD con afectación central y pérdida de visión. Se ha demostrado en numerosos trabajos de investigación la gran eficacia de los siguientes anti – VEGF: *ranibizumab, bevacizumab y aflibercept.* El problema de estos fármacos es que para conseguir resultados estables suelen requerirse varias inyecciones con un ritmo aproximadamente mensual, casi mensuales durante el primer y el segundo año de tratamiento. Mas de un tercio de los pacientes con los mejores resultados continúan teniendo edema intrarretiniano tras más de 2 años de monoterapia con anti VEGF, solo un tercio, aproximadamente, tienen un aumento significativo de la visión[71]. Si bien inducen la regresión de la RDNP grave y la RDP, el costo y los secundarismos del tratamiento necesario para conseguir dicha regresión siguen siendo altos en los primeros 2 años de tratamiento.

A partir de estos inconvenientes, se han abierto dos conceptos importantes.

Primero, estas medicaciones tienen una eficacia limitada. Luego de haberse llevado a cabo numerosos ensayos prospectivos, aleatorizados, controlados y reproducibles, no se pone en duda que necesiten varias inyecciones intravítreas para lograr resultados funcionales y anatómicos[72, 73]. Las propuestas para solucionar estos limitantes son variados, como, por ejemplo, incrementar la potencia o las concentraciones molares del fármaco por inyección, emplear dispositivos de liberación extendida o incorporar fármacos con capacidades polivalentes (con un rango extendido de objetivos terapéuticos) en cada aplicación. También, a medida que se vaya extendiendo la investigación de estos fármacos, quizás se pueda realizar combinaciones farmacológicas con efectos sinérgico y lograr mejores resultados. A su vez, el tratamiento genómico podría permitir que el mismo tejido ocular nativo sea capaz de sintetizar las proteínas terapéuticas, están en fases de desarrollo inicial.

El segundo concepto en cuestión es la relativa seguridad y tolerabilidad de la inyección local intravítrea. Numerosos estudios y ensayos han arrojado como resultado que hubo una incidencia muy baja de efectos adversos oculares graves relacionados con la vía de aplicación (desgarros retinianos, desprendimiento de retina, endoftalmitis o catarata yatrogénica). Aunque podría haber otras vías de administración terapéutica, el tratamiento farmacológico futuro tendrá, probablemente, como eje principal la medicación intravítrea, apoyada por la evidencia de fiabilidad de esta vía de aplicación.

A continuación, se muestra una tabla que resume nuevos fármacos y dispositivos de administración.

Tabla 3. Nuevos fármacos o dispositivos para el tratamiento de la RD

Fármaco	Clase de Fármaco	Mecanismo de Acción	Modo de administración
Abicipar	Nuevo anti – VEGF basado en DARPin	Bloqueo específico del VEGF – A	Inyección intravítrea
Brolucizumab (RTH – 258)	Nuevo anti – VEGF	Bloqueo específico del VEGF - A	Inyección intravítrea
RO6867461	Combinación de Angiopoyetina 2 y anti- VEGF	Bloqueo específico con anticuerpos de Ang2	Inyección intravítrea
REGN910 – 3	Combinación de Angiopoyetina 2 y anti – VEGF	Bloqueo específico de Ang2	Inyección intravítrea
Danazol	Derivado sintético de testosterona modificada	Aumenta la función de barrera de las células endoteliales	Oral
AKB – 9778	Inhibidor de la Tirosina fosfatasa ß del endotelio vascular	Mejora la señalización de la vía Tie – 2	Inyección subcutánea
ALG – 1001	Péptido de integrinas	Actúa sobre los receptores de integrina implicados en la señalización y la regulación celular, regula la síntesis de proteínas, mecanismo dual de antiangiogenia y vitreólisis	Inyección intravítrea
Ocriplasmina	Proteasa que escinde la fibronectina y la laminina	Vitreólisis enzimática	Inyección intravítrea aprobada por la FDA para la AVM sintomática
Escualamina (OHR – 102)	Inhibe numerosos factores de crecimiento, como anti – VEGF, anti – PDGF y anti - bFGF	Secuestro de la calmodulina intracelular	Tratamiento tópico
TG10081	Inhibidor de la tirosina cinasa	Inhibe el VEGF	Tratamiento tópico
Pazopanib	Inhibidor de la tirosina cinasa	Inhibe el VEGFR y el PDGF	Tratamiento tópico, aprobado por la FDA como anticanceroso por vía oral
Ruboxistaurina	Inhibición de la proteína cinasa C ß	Bloquea la transducción de la señalización para la unión del VEGF	Oral; no consiguió el criterio de valoración principal en el ensayo de 2005
PF – g55	ARN de interferencia pequeña que inhibe el gen *RTP801*	Vías específicas que bloquean la transducción de señales	Inyección intravítrea
Infliximab	AINE, inhibidor del TNF	Disminuye múltiples IL, proteínas quimiotácticas, VEGF	Administración Intravenosa
Rapamicina (sirólimus)	Antibiótico macrólido y fármaco inmunodepresor	Inhibe la activación de linfocitos T y B reduciendo la producción	Suconjuntival, oral

		de IL – 2, mediante la acción sobre mTOR	
Minociclina	Antibiótico de las tetraciclinas	Inhibidor la activación de la microglía	Oral
		ADMINISTRACIÓN DEL FÁRMACO	
Acetónido de triamcinolona	Corticoide, triamcinolona sin conservantes	Antiinflamatorio	Inyección supracoroidea
Ranibizumab	Liberación prolongada de fármaco anti – VEGF	Bloqueo específico de VEGF - A	Acceso implantado para administración intravítrea de fármacos
Hidrogel intraocular	Liberación prolongada de anti – VEGF y otros fármacos	Alianza con Regeneron	Inyección Intravítrea
Tethadur	Nanoestructura de silicona para liberación prolongada de fármacos	Biodegradable y biocompatible, diseñado para cargar agentes biológicos en su matrix que se liberan de modo controlado al irse disolviendo el Tethadur	Colocación intravítrea

AINE: Antiinflamatorio no esteroideo; AVM: Adherencia vitreomacular; bFGF: factor de crecimiento fibroblástico básico; DARPin: proteína diseñada con repeticiones de anquirina; FDA: Food and Drug administration de EUA; IL: interleucina; mTOR: objetivo farmacodinámico de rapamicina; PDGF: factor de crecimiento derivado de pigmento; TNF: factor de necrosis tumoral; VEGF: factor de crecimiento del endotelio vascular; VEGFR: Receptor del VEGF.

TECNOLOGÍA ANTI – VEGF DE LIBERACIÓN PROLONGADA

Un método o dispositivo de administración de fármacos que permita un efecto anti – VEGF de larga duración puede servir para reducir la frecuencia de las inyecciones. Hay varias líneas de investigación, tales como implantes intravítreos, las microesferas y la tecnología de células encapsuladas.

En el tratamiento de la DMRE (Degeneración macular relacionada con la edad), se está realizando un ensayo clínico que se encuentra actualmente en fase II. Utiliza un implante de liberación prolongada de fármacos rellenable y no biodegradable (*ForSight*). Se lo puede rellenar cuando sea necesario con anti – VEGF (Ranibizumab concentrado) en la consulta, de modo similar a las inyecciones intravítreas. Con esta técnica se ha observado una mejora de la visión de los pacientes de diez letras en la DMRE neovascular, la cual pudo mantenerse durante al menos 1 año[74]. Este implante, dadas sus características, podría ser compatible para tratar el EMD, de demostrar eficacia y seguridad.

Por otra parte, se están desarrollando investigaciones que se encuentran en etapas preclínicas de otro tipo de dispositivos inyectables de liberación extendida que podrían ser capaces de alargar el efecto de los anti - VEGF. Se puede citar los que están basados en hidrogel. Desde la teoría, estos dispositivos podrían liberar moléculas terapéuticas grandes o pequeñas a lo largo de un período más prolongado que las inyecciones intravítreas[75].

Un producto novedoso para el tratamiento de liberación prologada llamado *Thetadur*, que consiste en una nanoestructura de silicona que podría ser adaptada a una gran variedad de fármacos de alto peso molecular[76].

NUEVOS FÁRMACOS ANTI-VEGF

Otro camino terapéutico para la enfermedad diabética ocular podría llevar al desarrollo de fármacos anti - VEGF intravítreos de mayor potencia o duración. El tratamiento biológico con anti - VEGF con la proteína diseñada con repetición de anquirina (**DARPin**) podría conseguir estos objetivos. Las moléculas DARPin pueden diseñarse con una especificidad y afinidad que podrían ser superiores a los tratamientos basados en anticuerpos por su solubilidad, estabilidad y resistencia a la agregación[77]. Se ha logrado completar un ensayo en fase II que compara eficacia y seguridad de la DARPin anti - VEGF **abicipar**, con el ranibizumab para tratar el EDM con afectación central y disminución de visión. Con diversas dosis se comparó favorablemente con el ranibizumab, sin embargo, se observó más inflamación intraocular en el grupo tratado con abicipar[78].

El **RTH- 258 (ESBA10008)** representa otro posible avance en el tratamiento del EMD. Se trata de un fragmento de anticuerpo de muy bajo peso molecular con gran afinidad por el VEGF. En la actualidad se está comparando con el aflibercept en un ensayo en fase de III para la DMRE neovascular. De ser eficaz frente a la DMRE, bien podría ser beneficioso para el tratamiento del EMD[79].

SUPRESIÓN DE FACTORES DE CRECIMIENTO DE AMPLIO ESPECTRO

Otra opción es la utilización de moléculas de amplio espectro que inhiban la acción o producción de otros factores de crecimiento, además del VEGF. El medicamento antiproliferativo e inmunodepresor **rapamicina** (*sirólimus*), antibiótico macrólido capaz de bloquear los pasos previos a la síntesis de VEGF. El mecanismo de acción consiste en interrumpir múltiples vías de señalización intracelular que finalizan en la síntesis de VEGF; asimismo inhibe los genes inflamatorios que dan lugar a la síntesis de interleucinas (IL) proinflamatorias[80]. También se ha demostrado que un componente natural llamado **decursina** fosforila el receptor 2 del VEGF[81], inhibiendo la neovascularización. La decursina se aísla a partir de la raíz de *Angelica gigas* Nakai y se ha mostrado su efecto terapéutico en modelos animales de retinopatía proliferativa[82]. A pesar de su posible eficacia ninguno de estos ejemplos ha sido continuado en su investigación.

MODULACIÓN DE LA VÍA DE LA ANGIOPOYETINA

La inhibición multimodal podría ser la base de fututos tratamientos intravítreos, mediante la inhibición de proteínas patológicas distintas al VEGF combinada con los fármacos anti – VEGF ya comercializados. Un ejemplo de esto es la vía **Tie-2**. Las angiopoyetinas son factores de crecimiento que se unen al receptor Tie – 2 de la tirosina cinasa en el endotelio. Esta vía se ve regulada por la angiopoyetina (Ang1) y la angiopoyetina 2 (Ang2). En situaciones normales esta vía protege los vasos retinianos, preservando la estructura de las células endoteliales y reduciendo la exudación vascular. Sin embargo, la activación patológica de esta vía por los estados de hiperglucémicos de la diabetes, aumenta la Ang2, dando lugar al aumento de la permeabilidad vascular, la alteración de las zonas de oclusión endoteliales y potenciación de los cambios a nivel vascular inducidos por el VEGF[83]. Al contrario, la exposición de la Ang1 desemboca en la disminución de la exudación vascular patológica. La particularidad del abordaje de la inhibición tanto del VEGF como de la Ang2, es que la disminución de la Ang2 interfiere en pasos previos a la producción de citocinas inflamatorias. De alguna manera, un inhibidor de Ang2 puede considerarse un tipo de antiinflamatorio no esteroide (AINE) específico para una proteína. Cabe destacar al respecto, que hay al menos dos laboratorios investigando combinaciones de sus fármacos anti – VEGF y anti – Ang2 en comparación con la aplicación de sus fármacos anti – VEGF comercializados para tratar del EMD.

También se encuentra bajo investigación un agente sistémico con un mecanismo de acción similar. Un ensayo en fase II **TIME-2** el **AKB – 9778**, un inhibidor del fosfato de tirosina ß que restaura las señales del Tie – 2 sin inhibición molecular de las proteínas de angiopoyetina. Administrando este fármaco de manera subcutánea y combinado con ranibizumab intravítreo ha sido ventajoso frente a la monoterapia con ranibizumab intravítreo, según se ha demostrado. El beneficio obtenido de la terapia combinada, según este estudio, se manifestó por una disminución del grosor del neuroepitelio retiniano en la OCT y una disminución del nivel de gravedad de la RD, con la consecuente tendencia a mejorar la AV[84]. A pesar de lo prometedor de los resultados con este medicamento, aún queda avanzar aún más en las fases experimentales, y sumado a esto, no dejar de tener en cuenta el posible riesgo de efectos adversos a nivel sistémico, como la eficacia en el contexto de una adherencia irregular al tratamiento, situación bastante común en los pacientes con diabetes.

TRATAMIENTOS CON NUEVAS MOLÉCULAS DE GRAN TAMAÑO

Otra vía de tratamiento para solucionar farmacológicamente la neovascularización y el aumento de la permeabilidad vascular consiste en la introducción de una molécula que inhiba directamente la angiogenia en lugar de bloquear las proteínas que promueven los neovasos patológicos.

Una alternativa al respecto es el **factor de crecimiento derivado del epitelio pigmentario (PEFG)**, el cual se trataría de una proteína endógena antiangiogénica clave[85]. Sin embargo, aún están en etapas iniciales todas las líneas de investigación.

El tratamiento con **péptidos antagonistas de las integrinas** puede cambiar las funciones celulares y las interacciones célula - célula entre las células y la matriz extracelular (MEC). En la RD, las integrinas pueden incrementar las vías proteolíticas, causando lesión endotelial y desencadenando la producción excesiva de proteínas inhibiendo la reacción entre los péptidos de integrinas y sus receptores en la MEC. El péptido de integrinas **ALG - 1001** ha demostrado una mejoría que duró hasta 3 meses en algunos sujetos, durante la fase I de experimentación, siendo superior a los anti – VEGF actualmente utilizados. Una ventaja accesoria que presenta el ALG – 1001 es que puede inducir vitreólisis y desprendimiento vítreo. Este último puede reducir el riesgo de progresión a complicaciones de la RDP al liberar el "andamiaje" que supone la hialoides posterior. En este momento este fármaco se encuentra bajo fase II de experimentación, en comparación con el bevacizumab y el tratamiento con láser para el EMD[86].

VITREÓLISIS ENZIMÁTICA

Otra opción que se está estudiando es la **Ocriplasmina**, una enzima proteasa recombinante que actúa sobre la laminina y la fibronectina, por su efecto en la hialoides posterior de la interfase vitreorretiniana. En 2016, el ensayo en fase II CIRCLE sobre la inducción de DVP mediante ocriplasmina se inició en pacientes con RDNP sin EMD. La hipótesis de este estudio es que la separación del vítreo de la superficie retiniana interna puede reducir el riesgo de progresión de la RD al eliminar el soporte para la neovascularización y, asimismo, mejorar la oxigenación de la retina[87].

TRATAMIENTOS TÓPICOS

Se está explorando la eficacia de la administración tópica de medicamentos para el tratamiento de la RD y EMD. La **escualamina** es una pequeña molécula activa frente a numerosos factores de crecimientos vasógenos, entre ellos, el VEGF, el PEGF y el factor de crecimiento fibroblástico básico. Esta amplia eficacia se debe a su capacidad de penetrar activamente en las células y secuestrar la calmodulina intracelular para influir sobre muchas de las vías intracelulares del VEGF. Por el momento se cuenta con pocos datos, ya que los estudios se encuentran en estadios preliminares. Otros medicamentos tópicos en investigación para el tratamiento del EMD, son los **inhibidores de la tirosina cinasa TG10081**, por el momento, bien tolerados en sujetos humanos[88] y el inhibidor de la tirosina cinasa **pazopanib**, que ha demostrado su eficacia en modelos animales de RD[89].

INHIBICIÓN DE LA PROTEÍNA CINASA C ß

Otra alternativa disponible es interrumpir las vías de transducción de señales que se inician tras la unión de la proteína VEGF. Señales que desencadenan la progresión del RD. La hiperglucemia provoca la activación de la enzima *proteincinasa C ß* (PKC – ß) al inducir la síntesis *de novo* de diacilglicerol, dando lugar, así, a complicaciones microvasculares diabéticas oculares, nerviosas, y renales. La inhibición de la PKC – ß con **ruboxistaurina** (RBX) redujo el riesgo de pérdida de visión, pero sin evitar la progresión de la RD. No consiguió así cumplir con los criterios de valoración principal, según los resultados de un ensayo controlado y aleatorizado en 2005. Redujo la pérdida de visión en pacientes con EMD de base, pero no frenó la progresión de la RDP[90]. Por estos resultados, se abandonó la investigación de este fármaco como opción terapéutica.

ARN DE INTERFERENCIA PEQUEÑO

Se trata de otra vía novedosa para el tratamiento intravítreo sobre el VEGF sin atacar esta molécula directamente: **ARN de interferencia pequeño** (ARNip), que actúa en las vías genéticas involucradas en la vasculopatía retiniana. Interfiere en la producción de líquido en vez de absorberlo. El **PF – 655** es un ARNip, que inhibe el gen *RTP801* que se expresa en la DMRE neovascular y el EMD. Ha demostrado eficacia en modelos diabéticos con mamíferos inferiores. Asimismo, dio parte de seguridad en su aplicación y cierta mejoría en la visión en pacientes con EMD. Al respecto, el ensayo DEGAS se confeccionó para comparar los resultados entre el PF – 655 intravítreo y la fotocoagulación láser para el EMD. Sin embargo, se dió de baja por haber imposibilidad de alcanzar los objetivos del estudio[91].

TRATAMIENTO CON ANTIINFLAMATORIOS NO ESTEROIDES

En la diabetes se produce una inflamación sostenida y crónica de baja intensidad. El aumento de la leucostasis es un rasgo precoz de la inflamación asociada a la RD[92]. También se ha demostrado un incremento de la concentración de los neutrófilos y un mayor número de macrófagos en los vasos retinianos y coroideos, como también en los tejidos extravasculares tanto en seres humanos y animales[93,94]. Simultáneamente, hay niveles elevados de VEGF, aumentos importantes de proteína quimiotáctica de monocitos (PQM) e IL en el humor vítreo con RD/EMD. La elevación de estos marcadores inflamatorios y de VEGF son proporcionales con la exudación angiográfica en el EMD, lo que demuestra una correlación entre la gravedad del EMD y la inflamación[95]. Asimismo, se ha demostrado, también que las concentraciones de PQM y múltiples IL inflamatorias no disminuyen por una única inyección de bevacizumab. Al contrario de lo sucedido con triamcinolona intravítrea, la inhibición por el VEGF era mayor por la actividad específica del bevacizumab[96].

La terapia con AINES de amplio espectro, de forma tópica y sistémica demostró eficacia limitada frente al EMD. Los fármacos tópicos y sistémicos en plaza comprenden moléculas inhibidoras de la ciclooxigenasa y de las prostaglandinas. El primer AINE probado para el tratamiento del EMD es el ácido acetilsalicílico por vía oral.

Series de casos han dilucidado que los AINES tópicos producen resultados mas pobres que los corticoides intravítreos[97].

El protocolo R de la DRCR.net, es un ensayo en fase II controlado y aleatorizado que estudió el nepafenac tópico al 0,1% durante 1 año, no encontrando diferencias importantes en la agudeza visual o el espesor retiniano central en personas con EMD sin afectación central.

Los AINES específicos que inhiben el factor de necrosis tumoral α (TNF – α) han tenido éxito limitado en el tratamiento del EMD. La inhibición no afecta los niveles de VEGF[98]. Además, la administración sistémica de estos fármacos, como el infliximab, demuestra una alta tasa de efectos adversos, por lo que hace poco probable que se constituya en una opción terapéutica para el EMD.

Una terapia que podría ser útil para tratar la RD con antiiflamatorios consistiría en ejercer acción sobre algunas proteínas proinflamatorias conocidas que se hallan en altas concentraciones en el humor vítreo de pacientes con RD[99]. Sin embargo, todas estas investigaciones se encuentran en estadios iniciales y no es posible, aún, poder establecer conclusiones al respecto.

EL LABORATORIO CLÍNICO EN LA RETINOPATÍA DIABÉTICA (RD)

Bq. Luis E. Simes

Agradezco al Prof. Dr. Fernando Scattini su invitación para acompañar su Obra, desde la óptica complementaria del Análisis Clínico.

El diagnóstico y seguimiento de la evolución de la Retinopatía Diabética *(RD)* requiere no sólo del control clínico continuo, sino también de tecnologías complementarias como el laboratorio clínico, el diagnóstico por imágenes y radiaciones y por el soporte tecnológico específico de la especialidad.

La enfermedad sistémica de base que desencadena la retinopatía es la diabetes mellitus *(DM).* Si bien se producen alteraciones del metabolismo glucídico, su evolución impactará con el tiempo en sus principales órganos blanco, principalmente de los sistemas vascular, nervioso, renal y ocular.

La diabetes no se presenta sola, sino generalmente asociada a otros factores de riesgo para tejidos y órganos, entre los que incluye a la retina. En muchos casos, como componente del Síndrome Metabólico se encuentra asociada a la Hipertensión Rrterial (*HTA*), la Obesidad Central (*OC*) y la Resistencia a la Insulina *(RI).*

No obstante lo florido del cuadro y considerando los factores de riesgo enumerados en la Pág. 24, el principal foco para el seguimiento metabólico de la Retinopatía es el control del estado glucémico, (Punto 1.), sin dejar de considerar factores como la hipertensión arterial (2.), los procesos microvasculares y hemostásicos, las dislipemias (4.) y la obesidad (7.). Estos son predisponentes para el desarrollo de las retinopatía aterosclerótica y/o hipertensiva.

Sin embargo, el factor principal de seguimiento de la patología retiniana diabética lo constituye el control del metabolismo de los azúcares:

Alteraciones del Metabolismo glucémico

Y secundariamente,

Metabolismo Lipídico

Cardiovascular y

Otros marcadores patogénicos, genéticos y epigenéticos

En el manual de automonitoreo glucémico que difunde la posición de la asociación Latinoamericana de Diabetes (ALAD)[i], se sintetizan así las

ALTERACIONES DEL METABOLISMO GLUCÍDICO

Dentro del grupo de las alteraciones del metabolismo de los hidratos de carbono[1], la hiperglucemia crónica es la de mayor impacto sociosanitario y epidemiológico. Está asociada a daños a largo plazo, alteraciones funcionales y mecánicas sobre órganos considerados blanco como retina, riñones, y sistema cardiovascular (vasos sanguíneos y corazón).

Conjuntamente con la clásica tríada diabética (poliuria, polidipsia, y polifagia) pueden observarse otros signos como la pérdida de peso, alteraciones inmunitarias y cetoacidosis, en las diferentes variantes patológicas.

---

1. La nominación "Hidrato de Carbono" está ampliamente difundida y refiere a que la gran mayoría de los compuestos del grupo poseen una fórmula mínima de un C por cada una de H2O. Pero al haber compuestos que poseen esa fórmula mínima no corresponden al grupo y otros que perteneciendo, no tienen esa fórmula, el nombre químicamente correcto es el de "Glúcidos".

En estas alteraciones, no se incluyen los cuadros prediabéticos, dado que la RD es de instauración muy posterior al diagnóstico de la enfermedad.

Las Asociaciones y Comités de Expertos, determinan periódicamente los valores de corte que definen a la patología.

En el caso de América Latina, la Guía de Diabetes de la Asociación Latinoamericana de Diabetes 2019, ha establecido el límite aceptable (de referencia) de la glucemia como < 100 mg/dl[2]
(5,55 mM), conjuntamente con otros incluidos en la siguiente tabla:

Valores de referencia	**Glucemia mg/dl**	**CTOG Sc 75 g**	**Hb Glic A1c%**
Recomendables	< 100 mg/dl < 5,56 mM	< 140 mg/dl < 7,78 mM	< 5,7 %
Prediabetes Intolerancia	100 a 126 mg/dl 5,56 a 7 mM	140 a 200 mg/dl 7,78 a 11 mM	5,7 a 6,4 %
Diabetes	>126 mg/dl. > 7mM	> 200 mg/dl. > 11 mM	> 6,4 %

CLASIFICACIÓN

Según la American Diabetes Associationii, la Diabetes Mellitus (DM) abarca un grupo de enfermedades metabólicas hiperglucémicas. En su desarrollo juegan patrones genéticos, epigenéticos y ambientales. Son clasificadas en:

Diabetes Mellitus Insulino Dependiente - DMID-Tipo I

Ésta se desarrolla a partir de un déficit en la síntesis y/o excreción de insulina, por destrucción de células Beta del Páncreas, a través de mecanismos deletéreos de autoinmunidad, inflamatorios o vi-

2. Si bien durante años se estableció la concentración de 110 mg/dl como límite superior recomendable (O no patológico) se verifica en la actualidad una tendencia a recomendar valores cada ve menores.

rósicos, disparadores de la patología,cuando existe una predisposición genética. En los pacientes con esta enfermedad son detectables marcadores de la destrucción celular (Ac. Anti Célula Beta, anti Insulina, anti Glutamato Decarboxilasa entre otros). Además de los procesos de autoinmunidad, como ya se expresara, según algunos autores han asociado destrucción de células β con infecciones virales. El proceso patológico está fuertemente asociado con el sistema de Histocompatibilidad HLA (D/Q/DR) que actúa como predisponentes o protectores.

Diabetes Mellitus No Insulino Dependiente DMNID[3] Tipo II.

Esta patología[iii] degenerativa, de una prevalencia mayor al 90% entre todos los tipos de diabetes, se origina por fallas en la señalización de la vía de la insulina que origina cambios (expresado de manera sintética) en la funcionalidad de sus receptores (IR, IRS-1) y deficiencia en los receptores intracitoplasmáticos (GLUT-4). Por ello se presenta en cuadros de Resistencia a la Insulina *(RI)* de alta prevalencia en el paciente obeso.

Otras entidades patológicas incursas en la clasificación de Diabetes Mellitus, son :

MODY. (Maturuty- Onset Diabetes of the Young): Es un cuadro semejante a la DMNIR (Tipo II) *pero de inicio precoz.*

LADA. (Latent Autoimmune Diabetes in Adults), es definida como un trastorno autoinmune de origen genético, similar a la Diabetes tipo I, *aunque de aparición tardía.*

GESTACIONAL

La diabetes gestacional se origina en alteraciones metabólicas propias de la diabetes, disparadas por factores gestacionales. Observa una prevalencia de aproximadamente el 5% de los embara-

3. Diabetes Mellitus No Insulino Dependiente.

zos. Se caracteriza por ser reversible, ya que los niveles de glucosa tienden a normalizarse después del parto. No se las considera prodrómicas de la RD, ya que el desarrollo de ésta patología requiere de largos períodos de actividad, muy superiores al período gestacional. (Pag.8)

INSULINO RESISTENCIA (IR) [iv]

La IR se define como la incapacidad genética o adquirida de los tejidos hepático, adiposo y muscular de responder al estímulo de la insulina, por lo que éstos no pueden, en consecuencia, responder funcionalmente al metabolismo de la glucosa.

Esta resistencia, mientras el páncreas mantiene su capacidad de compensación en la producción de insulina, no producirá alteración en los valores de la glucemia.

PREDIABETES

La prediabetes se considera como aquel cuadro en donde el paciente presenta valores elevados de glucemia, pero que son inferiores a los necesarios para diagnosticar un cuadro de diabetes. Cierta cantidad de glucosa, que no alcanza a ingresar a la célula, queda en circulación, como valor adicional al referencial.

CRITERIOS METABÓLICOS PARA EL DIAGNÓSTICO DE DIABETES MELLITUS

En 1997, el primer "*Expert Committee on the Diagnosis and Classification of Diabetes Mellitus*" revisó los límites establecidos hasta ese momento, y a partir de lo cual se acordó la definición de valores, relacionados con los signos retinianos.

Pruebas Analíticas

Glucemia:

Es la determinación de glucosa en plasma o suero, cuyos valores elevados alertan sobre la instauración de la enfermedad, cuando está acompañados de signos clínicos. No obstante, si bien resulta útil para realizar el diagnóstico inicial, las tomas al azar posteriores no demuestran tanta utilidad para observar la evolución del cuadro, en razón de las variabilidades episódicas que sufre y la aleatoriedad con que se toma una muestra.

Glucosuria:

La medición cualitativa de los niveles de glucosa en orina se realizó durante largos períodos, utilizando pruebas de reducción (Fehling o Benedict) las que fueron discontinuadas y en razón de que la positividad se daba sólo para niveles de glucosa superiores al umbral renal (160 a 180 mg/dl). Por lo tanto, pruebas negativas podían corresponder a glucemias de 150 mg/dl. Induciendo a errores diagnósticos. No obstante pueden ser utilizadas cuando se requiere hacer un seguimiento dentro de otros parámetros clínicos.

Prueba de Tolerancia Oral a la Glucosa (PTGO)

Esta prueba consiste en la determinación, bajo condiciones estandarizadas de la glucemia en al menos tres momentos: glucemia basal, a la hora y a las dos horas posteriores a la administración oral de 75 gramos de glucosa anhidra.

En el cuadro, y representados en el gráficos, se detallan los valores determinantes.

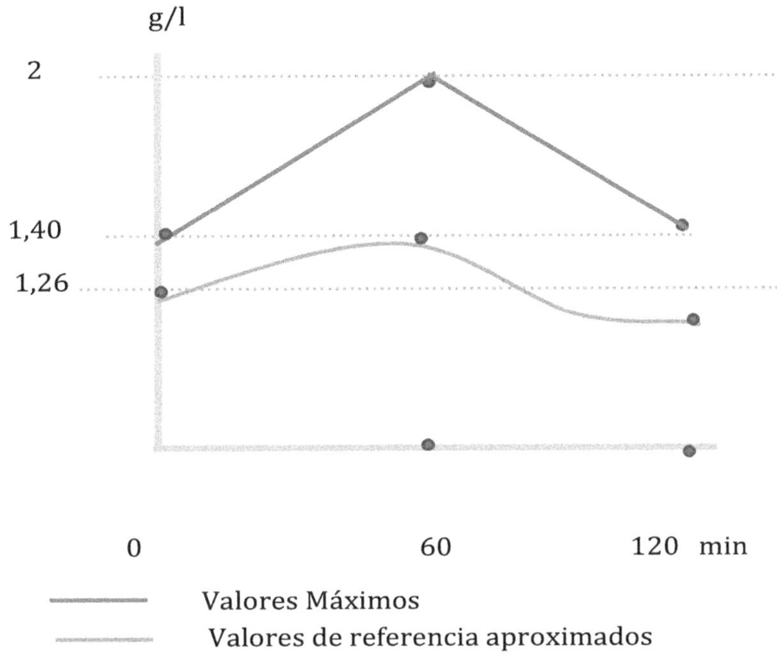

Valores Máximos de referencia	Glucemia en g/l	Glucemia mM
Ayunas	1,26	7
60 minutos post Carga	2,00	11,1
120 minutos post Carga	1,40	7,78

HEMOGLOBINA GLICOSILADA[v]

La prueba se basa en la interacción que establecen las proteínas con glúcidos, conformando sistemas en equilibrio, no enzimáticos, denominada glicosilación.

En el caso de la Hemoglobina, esta glicosilación se produce con glúcidos reductores. La fracción hemoglobínica denominada A1c (HbA1c) interacciona principalmente con la glucosa, respondiendo a la ley de acción de las masas. Es decir que a mayor concentración de glucosa, mayor será la fracción de Hemoglobina que sufrirá glicosilación[4]. De esta forma evidencia proporcionalmente la asociación glicoproteica y con ello la ponderación indicativa de los

4. El término químico correcto es Glicación: Reacción de Maillard.

niveles de glucosa de las aproximadamente ocho semanas previas a su determinación.

La Hemoglobina Glicosilada es un confiable marcador de la evolución de la diabetes, aunque no se la utiliza para el diagnóstico inicial, en razón que no sería capaz de modificar sus valores, en los procesos hiperglucémicos de corta duración.

Los porcentajes aceptados para la persona no diabética es de hasta 5,7%. Hasta el 6% se considera un riesgo aumentado, y mayor de 6 % de alto riesgo (ver tabla mas arriba). Valores mayores indicarían controles deficientes de la patología. En los pacientes con DM tipo 2, se recomienda un control semestral, y en diabéticos Tipo 1, se considera adecuado un esquema trimestral.

FRUCTOSAMINA

Así como una proteína intracelular como la hemoglobina puede glicar, lo mismo ocurre con las proteínas plasmáticas. La albúmina tiene gran capacidad de glicosilación. Al ser la glucosa el glúcido mas abundante en circulación, establece una interacción cetoamina no enzimática con la lisina de la albúmina. La intensidad del proceso, puede evidenciar la glucemia de un período de 3 semanas previas a la extracción. Este período es mas corto que el de HbA1c ya que la vida media de la albúmina oscila entre 15 y 30 días, contra los 120 de la hemoglobina.

Sus valores de referencia oscilan ente 1,8 y 2,8 mM[5].

INSULINA

La insulina es la principal hormona que interviene en la regulación del metabolismo de la glucosa. Su efecto consiste en promover la incorporación de la hexosa a través de receptores específicos de las membranas de las células de los tejidos musculares

5. mM (Milimolar): milimoles/litro

(miocitos), hepáticos (hepatocitos) y del tejido adiposo (adipocitos). Una determinación de insulina, previa al desarrollo de diabetes no mejora la predicción de riesgo o desencadenamiento patológico.

Los valores de referencia entre diferentes laboratorios son muy dispares debido a la inexistencia de un método patrón primario, por lo que la estandarización de los métodos utilizados, es variable, como así también la variabilidad biológica.

Se determina mediante Inmunoensayo: Elisavi. MEIA[6]- ECLIA[7].

PEPTIDO C

La Insulina se sintetiza como Pre-Pro-Insulina, un precursor inactivo de Peso Molecular mayor de 9000D. Las peptidasas convierten a la preproinsulina en proinsulina (Peptidasas señal)[8], originando pro insulina Cuando la Pro insulina ese escinde lo hace en dos fracciones: la cadena alfa que origina Insulina activa y péptido C.

El péptido C es un indicador útil para saber si la Insulina es activa o no y si la molécula circulante puede tener un origen exógeno, en razón de que la insulina sintética no estará acompañada por el péptido C, ya que no se origina del clijage de la proinsulina.

También es útil para medir reserva insulínica. Se determina por Inmunoensayos MEIA-ECLIAvii

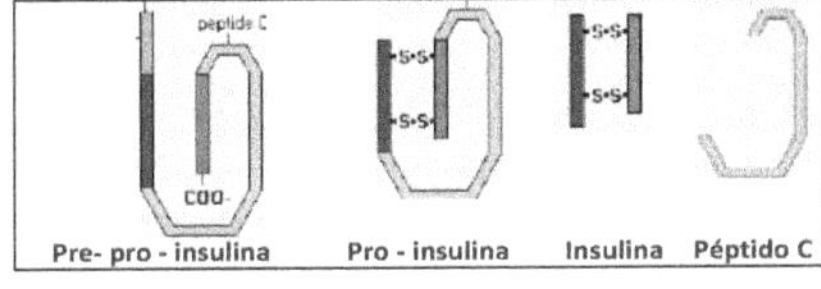

6. Los ensayos quimioluminiscentes (MEIA) utilizan sustratos como la luciferin-ATP y frente a una reacción enzimática emiten fluorescencia.
7. Electroquimioluminiscencia. Medición de energía por quimioluminiscencia emitida por electrones excitados al caer a niveles cuánticos inferiores.
8. Peptidasas señal son enzimas que clivan proteínas en sus extremos amino-terminal.

ANTICUERPOS MARCADORES DE PROCESOS AUTOINMUNES

- Para las Diabetes Mellitus Insulino Dependiente y LADA, resulta de interés conocer la actividad de procesos autoinmunes. Se determinan principalmente por ensayos inmunológicos marcadores[viii] que indican alteraciones inmunes en diferentes pasos del metabolismo insulínico[ix].
- Anticuerpo contra el ácido glutámico decarboxilasa (GADA o Anti-GAD por sus siglas en inglés).
- Autoanticuerpos anti- insulínicos (IAA por su sigla en inglés)
- Autoanticuerpos asociados a la insulinoma 2 (IA-2ª-CA512)
- Autoanticuerpos citoplasmáticos de las células de los islotes (ICA
- Transportadores 8 del cinc (ZnT8Ab)

DISLIPEMIAS

Las dislipemias agrupan a todas las alteraciones del metabolismo de los lípidos. Estas alteraciones se originan en factores varios de origen genético, adquiridos y epigenéticos complejo.

Las dis-lipoproteínas de carácter hereditario se clasifican en familias asociadas a una o mas moléculas lipídicas alteradas.

Las lipoproteínas, son fracciones lipídicas unidas a proteínas (Apo-Proteinas), las cuales facilitan el transporte de las moléculas hidrofóbicas en el medio hidrosoluble del plasma.

Mientras las dislipemias genéticas se agrupan en familias, las secundarias están relacionadas fundamentalmente con la obesidad y la diabetes.

Obesidad: Esta condición, que durante mucho tiempo no fue considerada una disfunción o patología, es una enfermedad metabólica fuertemente asociada al aumento de los triglicéridos y VLDL, y a otros factores concurrentes.

Diabetes mellitus: Significativamente asociadas, en la DMID es común encontrar aumento de triglicéridos, y colesterol con predominio de LDL pequeñas y densas y la fracción HDL comúnmente disminuida.

Los Valores de Referencia establecidas por el *Working Group on Lipoprotein Measurement of National Cholesterol Education Program* (NCEP), se enumeran a continuación[9]:

Colesterol Total:

Valores de referencia mg/dl	**Colesterol Total**	**LDL- Col**	**LDL- Col**
Deseables / Riesgo ® Protección	< 200 mg/dl	< 130 mg/dl R. Bajo	>60 mg/dl Protectivo
Elevación y Riesgo Moderados	200 a 240 mg/dl	130 a 190 mg/dl	60 a 40 mg/dl
Valores y Riesgo Altos	>240 mg/dl.	> 190 mg/dl.	< 40 mg/dl.

MICROALBUMINURIA

Es una entidad referencial de la albuminuria, intermedia entre la excreción normal (H/25 mg/día) y la macroalbuminuria mayor de 250 mg/día

En el paciente diabético es un indicador precoz de la lesión renal, pero marca en general la condición sistémica e impactos multiorgánicos de la enfermedad.

9. Los valores de referencia pueden variar entre sexo, pero a los efectos generales, las referencias indicadas son totalmente fiables.

Las alteraciones metabolómicas potencialmente implicados en estas patologías, como en otras, se encuadran en el ámbito del Diagnóstico Molecular. La primer gran dificultad de los resultados estriba en que no se encuentran determinados fehacientemente en muchos casos cuales secuencias corresponden a un polimorfismo y cuales a una variante fenotípica. Y mucho mas cuando las patogenias genéticas se originan en la complejidad poligénica, entendidas como patologías genéticas complejas.

Por otra parte, algunos genes son causantes de susceptibilidad y otros agentes causales. La presencia de ligamientos, satélites, transposones, entrecruzamientos, polimorfismos, etc, complican en gran medida la identificación de correlaciones genotipo-fenotipo. Esta desmesurada complejidad se puede resolver mediante el concurso de la informática, lo que ha generado el desarrollo de un campo esencial en la biología actual: La bioinformática. La epigenética, a través de la variabilidad funcional de los procesos de histonas, metilación, fosoforilación, ubiquitinización y acetilación, que son procesos responsables de la manifestación de los fenómenos epigenéticos, contribuyen con otro capítulo esencial a nivel molecular.

En lo referente al metabolismo glucídico, el autor ha mencionado factores genéticos intervinientes, como:

La aldosa reductasa (ALR2), que al carecer del Alelo AC 24 se asocia con una reducción de la aparición de la retinopatía[x],

La óxido nítrico sintasa endotelial (eNOS)[xi], cuando es activada por Protein Kinasa B en las plaquetas eleva la producción del óxido nítrico (NO). Esta modificación incremental de los niveles de (GMPc), activa a la proteín cinasa dependiente de GMPc (PKG) y a la vía de las cinasas activadas por mitógenos (MAPK).

El receptor para los productos terminales avanzados de la glucación (AGE, advanced glycation and product)27

La glicación no enzimática se desencadena con la hiperglucemia persistente durante semanas, formando también productos oxidativos. La O-glicosilación interviene en la adhesión (GPIb-IX-V) y agregación plaquetaria (GPIIb/ IIIa)[xii].

La enzima convertidora de angiotensina 1 (ECA), el factor de crecimiento del endotelio (VEGF)[xiii], son actores interviniente en la progresión de la retinopatía diabética, a través del sistema renina-angiotensina. El humor vítreo en pacientes diabéticos muestra altas concentraciones de VEGF.

El uso de inhibidores de la ECA, atenúa la sobreexpresión retinal posiblemente por una interferencia con el efecto local de la angiotensina II[xiv].

La contribución de la disfunción mitocondrial causada por las ROS[10], las vía de señalización de PKC [11]conjuntamente con polioles, los AGEs [12](la acción del sistema renina-angiotensina (RAS), asocian sus efectos contribuyendo con el desarrollo de la retinopatía diabética[xv].

Desde este capítulo se describieron sintéticamente los puntos esenciales en los cuales el laboratorio clínico puede contribuir con el diagnóstico, seguimiento, tratamiento y recuperación del tema de la obra: La Retinopatía Diabética.

---

10. Especies Reactivas del Oxígeno
11. Proteína Kinasa C),
12. Productos Finales de Glicosilación avanzada

REFERENCIAS

1) Klein R. Klein BE, Moss SE, et al. The Wisconsin Epidemiologic Study of Diabetic Retinopathy. II. Prevalence and risk of diaetic retinopathy when age at diagnosis is less than 30 years. Arch Ophthalmol. 1984; 102:520-526.
2) Aiello LP, Cahill MT, Wong JS; Systemic considerations in managment of diabetic retinopathy; Am J Ophthalmol; 2001; 132 (5): 760 – 776.
3) American Diabetes Association Children and adolescents; Diabetes Care; 2015; 38 (suppl1); S70-S76; http://care.diabetesjournals.org/content/38/Supplement_1/S70.
4) Klein R, Knudston M, Lee K, Gangnon R, Klein B. The Winsconsin Epidemiologic Study of diabetic retinopathy XXIII: the twenty – five- year incidence of macular edema in persons with type 1diabetes. Ophthalmology. 2009; 116 (3): 497 – 503.
5) Facts about Macular Edema. National Eye Institute. U.S. Department of Health and Human Services; October 01, 2015.
6) Sherrod CE, Vitale S, Frick KD, Ramulu PY, Association of visión los and work status in the United States. JAMA Ophthalmol. 2014; 132: 1239 – 1242.
7) Kempen JH, O´Colmain BJ, Leske MC, et al. The Prevalence of diabetic retinopathy among adults in the United States. Arch Ophthalmol. 2004; 132: 1239 – 1242
8) Arevalo JF, Diabetic macular edema: current managment 2013. World J Diabetes. 2013; 4 (6): 231 – 233.
9) Owsley C, McGwin Jr G, Lee DJ, et al. Diabetes eye screening in urban settings serving minority populations: detection of diabetic

retinopathy and other ocular findings using telemedicine. JAMA Ophthalmol. 2015; 133: 174 – 181.

10) Sprafka JM, Fritsche TL, Baker R, Kurth D, Whipple D. Prevalence of undiagnosed eye disease in high – risk diabetic individuals. Arch Intern Med. 1990; 150: 857 – 861.

11) Klein BE, Moos SE, Klein R. Effect of pregnancy on progression of diabetic retinopathy. Diabetes Care. 1990; 13: 34 - 40.

12) Toda J, Kato S, Sanaka M, Kitano S. The effect of pregnancy on the progression of diabetic retinopathy. Jpn J Ophthalmol. 2016; 60: 454 – 458.

13) Cagliero E, Roth T, Roy S, Lorenzi M. Characteristics and mechanisms of high – glucosa – induced overexpression of basement membrane components in cultured human endotelial cells. Diabetes. 1991; 40 (1): 102 – 110.

14) Stitt AW, Lois N, Medina RJ, Adamson P, Curtis TM. Advances in our understanding of diabetic retinopathy. Clin Sci. 2013; 125 (1): 1 – 17.

15) Shepro D, Morel NM, Pericyte physiology. FASEB J. 1993; 7 (11): 1031 – 1038.

16) Ryan SJ, Retina. 5th ed. London: Saunders/Elsevier; 2013.

17) Maturi RK, Walker JD, Chambers RB, Diabetic Retinopathy for the Comprenhesive Ophthalmologist. 2nd ed Fort Wayne, IN: Deluma Medical Publishers; 2015.

18) Aiello LP, Avery RL, Arrigg PG, et al. Vascular endotelial growth factor in ocular fluid of patients with diabetic retinopathy and other retinal disorders. N Engl J Med. 1994; 331 (22): 1480 – 1487.

19) Williams GA, Scott IU, Haller JA, Maguire AM, Marcus D, Mc Donald HR, Single – Field fundus photography for diabetic retinopathy screening: a report by the American Academy of Ophthalmology. Ophthalmology. 2004; 111 (5): 1055 – 1062.

20) De Carlo TE, Chin AT, Bonini Filho MA, et al. Detection of microvascular changes in eyes of patients with diabetes but not clinical diabetic retinopathy using optical coherence tomography angiography. Retina. 2015; 35: 2364 – 2370.

21) Weinberger D, Kramer M, Priel E, et al. Indocyanine green angiographic findings in nonproliferative diabetic retinopathy. Am J Ophthalmol. 1998: 126: 238- 247.

22) Huang D, Swanson EA, Lin CP, et al. Optical coherence tomography. Science. 1991: 254: 1178 - 118.

23) Spaide RF, Klancnik Jr JM, Cooney MJ. Retinal Vascular layers imaged by fluorescein angiography and optical coherence tomography angiography. JAMA Ophthalmol. 2015; 133 (1): 45 – 50.

24) Wang Y, Ng MCY, Lee S – C, et al. Phenotypic heterogeneity and associations of two aldose reductase gene polymorphisms with nephropathy and retinopathy in type 2 diabetes. Diabetes Care. 2003; 26 (8): 2410-2415.

25) Funatsu H, Yamashita H, Pathogenesis of diabetic retinopathy and the renin – angiotensin system. Ophthal Physiol Opt. 2003; 23 (6): 495 – 501.

26) Li Q, Verma A, Han H-Z, et al. Diabetic eNOS- knock – out mice developaccelerated retinopathy. K. Invest Ophthalmol Vis Sci. 2010; 51 (10): 5240 – 5246.

27) Fukami K, Ymagishi S- I, Ueda S, Okuda S. Role of AGEs in diabetic nephropathy. Curr Pharm Des. 2008; 14 (10): 946 – 952.

28) Aiello LP, Pierce EA, Foley ED, et al. Suppression of retinal neovascularization in vivo by inhibition of vascular endotelial growth factor (VEGF) using soluble VEGFreceptor chimeric proteins. Proc Natl Acad Sci USA. 1995; 92 (23): 10457 – 10461.

29) Mitchell P, Wong TY. Managment paradigms for diabetic macular edema. Am J Ophthalmol. 2014; 157 (3): 505 – 513.

30) Early treatment Diabetic Retinopathy Study Research Group. Photocoagulation for diabetic macular edema. Arch Ophthalmol. 1985; 1796 – 1806.

31) Stewart MW. Anti – VEGF therapy for diabetic macular edema. Curr Diabetes Rep. 2014; 14 (8): 510.

32) Baumal CR, Duker JS. Current Managment of Diabetic Retinopathy, 1st Ed; Elsevier, Ch 7, Table 7.2, pág 56 – 66.

33) Messias A, Ramos Filho JA, Messias K, et al. Electroretinographic findings associated with panretinal photocoagulation (PRP) versus PRP plus intravitreal ranibizumab treatment for high – risk proliferative diabetic retinopathy. Doc ophthalmol. 2012; 124: 225 – 236.

34) Costagliola C, Cipollone U, Rinaldi M, Della Corte M, Semerano F, Romano MR, Intravitreal bevacizumab (Avastin) injection for neovascular glaucoma: a survey on 23 cases throughout 12 – month follow up. Br J Clin Pharmacol. 2008; 66 (5): 667 – 750.

35) Avery RL, Gordon GM, Systemic safety of prolonged monthly anti – vascular endotelial growth factor therapy for diabetic macular edema a systemic review and meta- análisis. JAMA Ophthalmol. 2016; 124 (1): 21- 29.

36) Gillies MC, Sutter Fk, Simpsons Jm, Larsson J, Ali H, Zhu M. Intravitreal Triamcinolone for refractory diabetic macular edema: two – year results of a double – masked, placebo – controlled, radomized clinical trial. Ophthalmology. 2006; 113: 1533 – 1538.

37) Diabetic Retinopathy Clinical Research Network: A randomized trial comparing intravitreal triamcinolone acetonide and focal/grid photocoagulation for diabetic macular edema. Ophthalmology. 2008; 115: 1447 -1449:1449. e1-e10.

38) Haller JA, Kuppermann BD, Blumenkranz MS, et al. Randomized controlled trial o fan intravitreous dexamentasone drug delivery system in patients with diabetic macular edema. Arch Ophthalmol. 2010; 128: 289 – 296.

39) Gillies MC, Lim LL, Campain A, et al. A randomized clinical trial of intravitreal bevacizumab versus intravitreal dexamethasone for diabetic macular edema: the BEVORDEX study. Ophthalmology. 2014; 121: 2473 - 2481.

40) Fraser - Bell S, Lim LL, Campain A, et al. Bevacizumab or dexamethasone implants for DME: 2- year results (the BEVORDEX study). Ophthalmology. 2016; 123: 1399 -1401.

41) Campochiaro PA, Brown DM, Pearson A, et al. Long - Term Benefit of sustained delivery fluocinolone acetonide vitreous inserts for diabetic macular edema. Ophthalmology. 2011; 118: 626 - 635.

42) Pearson PA, Comstock TL, Ip M, et al. Fluocinolone acetonide intravitreal impant for diabetic macular edema a 3 - year multicenter, randomized, controlled clinical trial. Ophthalmology; 2011: 118: 1580 - 1587.

43) Blankenship GW. A clinical comparison of central and peripheral argon laser panretinal photocoagulation for proliferative diabetic retinopathy. Ophtalmology. 1988; 95 (2): 170 - 177.

44) Techniques for scatter and local photocoagulation treatment of diabetic retinopathy: early treatment diabetic retinopathy study report no. 3. The early treatment diabetic retinopathy study research group. Int Ophthalmol Clin. 1987; 27 (4): 254 - 264.

45) Brucker AJ, Qin H, Antonszyk AN, et al. Observational study of the development of diabetic macular edema following panretinal (scatter) photocoagulation given in 1 or 4 sittings. Arch Ophthalmol. 2009; 127 (2): 132 - 140.

46) Photocoagulation for diabetic macular edema: Early treatment diabetic retinopathy study report no. 4. The early treatment diabetic retinopathy study research group. Int Ophthalmol Clin. 1987; 27 (4): 265 - 272.

47) Blumenkranz MS, Yellachich D, Adersen DE, et al. Semiautomated patterned scanning laser for retinal photocoagulation. Retina. 2006; 26 (3): 370 - 376.

48) Blumenkranz MS. The evolution of laser therapy in ophthalmology: a perspective on the interaction between photons, patients, physicians, and physicists: the LXX Edward Jackson Memorial Lecture. Am J Ophthalmol. 2014; 158 (1): 12-25: e11.

49) Polizzi S, Mahajan VB. Intravitreal anti – VEGF injections in pregnancy: case series and review of literatura. J Ocul Phramacol Ther. 2015; 31 (10): 605 – 610.

50) Early Vitrectomy for severe vitreous hemorrhage in diabetic retinopathy Two – year results of a randomized trial. Diabetic Retinopathy vitrectomy Study Report 2. The Diabetic Retinopathy Vitrectomy Study Research Group. Arch Ophthalmol. 1985; 103 (11): 1644 – 1652.

51) Yorston D, Wickman L, Benson S, et al. Predictive clinical features and outcomes of vitrectomy for proliferative diabetic retinopathy. Br J Ophthalmol. 2008; 92: 365-368.

52) Schrey S, Krepler K, Wedrich A. Incidence of rhegmatogenous retinal detachment after vitrectomy in eyes of diabetic patients. Retina. 2006; 26: 149 – 152.

53) Smiddy WE, Feuer W. Incidence of cataract extraction after diabetic vitrectomy. Retina. 2004; 574 – 581.

54) Aschner P, Colagiuri R, Mohan C. Global Perspective on Diabetes; 2014.

55) Chen HC, Newsom RS, Patel V, Cassar J, Mather H, Kohner EM, Retinal blood Flow changes during pregnancy in women with diabetes. Invest Ophthalmol Vis Sci. 1994; 33 (8): 3199 – 3208.

56) Tooke JE. Microvascular function in human diabetes. A physiological perspective. Diabetes. 1995; 44 (7): 721–726.

57) Gibson JM, Westwood M, Lauszus FF, Klebe JG, Flyvbjerg A, White A. Phosphorylated insulin–like growth factor binding protein 1is increased in pregnancy diabetic subjects. Diabetes. 1999; 48 (2): 321- 326.

58) Khaliq A, Foreman D, Ahmed A, et al. Increased expresión fo placenta growth factor in proliferative diabetic retinopathy. Lab Invest. 1998; 78 (1): 109-116.

59) Best RM, Hayes R, Chakravarthy U, Archer DB, Hadden DR. Plasma levels of endothelin – 1 in diabetic retinopathy in pregnancy. Eye. 1999; 13 (2): 179 – 182.

60) Arun CS, Taylor R. Influence of pregnancy on long–term progression of retinopathy in patients with type 1 diabetes. Diabetología. 2008; 51 (6): 480–482.

61) Genetech I. Lucentis Prescribing Information; 2018. http://www.gene.com/download/pdf/lucentis_prescribing.pdf

62) Regeneron I. Eylea Prescribing Information; 2019. http://www.regeneron.com/sites/default/files/EYLEA_FPI.pdf

63) Oren D, Nulman I, Makhija M, Ito S, Koren G. Using corticosteroids during pregnancy. Are topical, inhaled, or systemic agents associated with risk? Can Fam Physician. 2004; 50: 1083–1085.

Laboratorio

i http://www.revistaalad.com/files/alad_supl_1_19_103-115.pdf.

ii American Diabetes Association. Standars of Medical Care in Diabetes- 2018. Diabetes Care 2018;40 Suplement 1): S33-43. Diabetes Care 2018 Jan; and 41(Supplement 1): S13-S27.https://doi.org/10.2337/dc18-S002

iii Pub Med. Gac. Med Mex. 2016;152:547-57.

iv https://www.niddk.nih.gov/health-information/informacion-de-la-salud/diabetes/informacion-general/que-es/resistencia-insulina-prediabetes.

v http://ve.scielo.org/scielo.php?pid=S1315-0162201500040002&script=sci_abstrac

vi https://www.paho.org/cub/index.php?option=com_docman&view=download&alias=742-pubfinlay-librotecinmunoparaeclinvacunas2012&Itemid=226

vii Bioquímica Aplicada al Análisis Clínicos. Simes,L.,Brich Telma. Fundación H.A. Barceló. 2016

viii IDEM

ix http://www.diabetesforecast.org/2015

x Rev. méd. Chile; 127(4): 399-409, abr. 1999. ilus, tab Artigo em Espanhol | LILACS | ID: lil-243910

xi Laboratorio de Glicobiología del Cáncer. Centro de Investig

xii Wang y cols., en 2012 (25),

xiii Dres. Hogeboom van Buggenum IM, Polak BC, Reichert-Thoen JW y colaboradores Fuente: Department of Ophthalmology, Institute for Cardiovascular Research (ICaR-VU), VU University Medical Center, Amsterdam, The Netherlands Diabetologia 2002 Feb;45(2):203-9

xiv (van Buggenum et al)

xv http://uvadoc.uva.es/handle/10324/38389

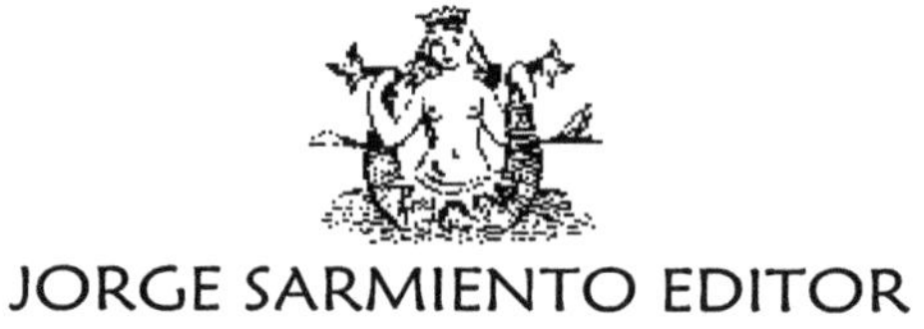

JORGE SARMIENTO EDITOR

www.ingramcontent.com/pod-product-compliance
Ingram Content Group UK Ltd.
Pitfield, Milton Keynes, MK11 3LW, UK
UKHW061829190726
13853UKWH00009B/2516